日本の高価値医療シリーズ ①

職人としての家庭医
－筋力検査と運動療法

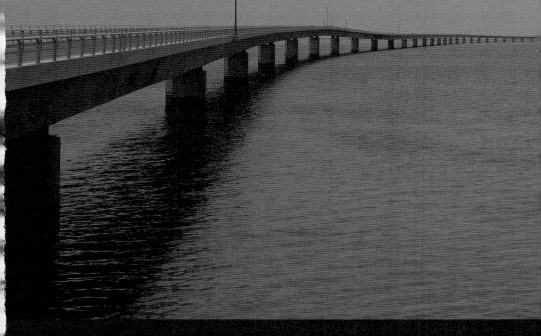

本永　英治

沖縄県立宮古病院　副院長

刊行のことば

カイ書林刊
「日本の高価値医療　High-value Care in Japan」
単行本シリーズ　刊行のことば

　医師の役割はひとりひとりの患者にとって価値の高い医療を患者と話し合いながら賢く選択していくことです．米国の医療経済学者によると，米国の国民医療費の総額のうち約3分の1は「低価値医療 Low-value Care」と言われます．すべての国の医療には Low-value Care があります．米国に引き続き，カナダや英国，スイスなどでは，低価値なケアの内容をリストアップして，医師と患者の双方に対して，その適応を「再考」するように促す活動を開始しました．一方，わが国では，「ジェネラリスト教育コンソーシアム」が中心となって，Choosing Wisely Japan 活動が結成され，ムック版シリーズ（当日の face to face の議論と依頼論文で構成する本と雑誌の中間の体裁）でその内容が紹介され，大きな反響を得ました（2014 年）．またその第9回「ジェネラリスト教育コンソーシアム」では，日本であまり行われていない「高価値医療 High-value Care」と，日本でよく行われている「低価値医療 Low-value Care」を取り上げ，その低価値リストのなかで「避けるべき・止めるべき」優先順を決定し，ムック版を 2016 年 4 月に刊行しました．

　このような活動の上に立ち，世界の医学界の趨勢を展望して，このたび私たちは，「日本の高価値医療　High-value Care in Japan」単行本シリーズを刊行します．

　この単行本シリーズでは，

・高価値なケア High-value Care をもっとやってみよう．
・低価値なケア Low-value Care は改善しよう．

の2つを柱に，教育的な症例や事例を挙げて日常診療の指標を提供します．

　高価値なケアには，「こうすれば患者ケアは成功し，患者の満足度も高まる」という最新のエビデンスを提供します．

　低価値なケアには，「このような医療介入では，患者に起こる有害リスクが大きくなり，ケアにむだが生じ，患者満足度も上がらない」という注意点を提供します．そしてベストプラクティスのための科学的エビデンスと臨床基本技能のアドバイスを，指導医と研修医の対話形式で，平易に解説します．また論稿のポイントを世界に発信するために各論稿の末尾に英語で要旨を記載します．

　本シリーズは，沖縄からスタートします．そして，全国の家庭医，病院総合医の多くのジェネラリストの諸先生，施設のご協力を得て，わが国にこれまでに見なかった新しい出版活動を展開していきたいと思います．

2016 年 7 月 7 日　那覇にて

JCHO 本部総合診療顧問　徳田 安春
沖縄県立南部医療センター・こども医療センター　仲里 信彦
稲福内科医院　稲福 徹也
沖縄県立宮古病院　本永 英治
沖縄県立中部病院　本村 和久

刊行のことば

Books Series on High-value Care in Japan
Kai-Shorin Publishing Ltd.

The role of physicians is to wisely choose high-value care for each patient by talking with them.

According to medical economists in the United States, one third of the total U.S. expenditures on health care can be recognized as low-value care. There is, indeed, such low-value care in all countries.

Following the lead of the United States, medical professionals in Canada, the U.K, and Switzerland have been compiling a list of such low-value care practices. Their aim is to start a campaign so that both physicians and patients can reconsider the significance of such low-value care.

On the other hand, in Japan, the Japanese consortium for General Medicine Teachers has started the Choosing Wisely Japan campaign. It published a book in 2014 in the hope that its message will call forth an echo which will resound throughout the medical community. Recently, in the 9th Japanese Consortium for General Medicine Teachers, we discussed high-value care, which we don't see enough of, and low-value care services which we see too much. Furthermore, we decided that the priority of low-value care should be avoided or stopped completely. The 9th Japanese Consortium published "High-value Care in Japan" in 2016.

With the results of these activities and perspectives of the global medical world, we are beginning to publish a series of books on "High-value care in Japan".

This book series will provide clinical criteria of generalist practice by means of educational cases with two main contents ; one is "Let's increase high-value care!". Another is "Let's improve low-value care!". We will give the newest evidence of highvalue care that can promote success in patient care and raise patient satisfaction. We will also point out areas in low-value care where such medical intervention brings a harmful influence to the patients by increasing risks and often result in useless care so that the patient's satisfaction diminishes.

In these books readers can easily understand both scientific advice and basic clinical skills for best practice by reading tutorials done by mentors and residents. We also describe highlights in English at the end of all articles so that we can transfer high-value care in Japan to the rest of the world. Starting in Okinawa, we hope this book series will help us to bring about an innovation in publication with the cooperation of professional generalists of family medicine and hospitalist medicine in Japan.

Naha, Okinawa, July 7, 2016
JCHO, Tokyo Yasuharu Tokuda, MD, MPH
Nanbu Medical Center / Nanbu Child Medical Center Nobuhiko Nakazato, MD
Inafuku Medical Clinic   Tetsuya Inafuku, MD
Okinawa Miyako Hospital   Eiji Motonaga, MD
Okinawa Chubu Hospital Kazuhisa Motomura, MD

著者のことば

　筆者の筋力の世界との付き合いは長い．さらに学問の世界との付き合いも長い．大学2年生の頃に認識のあり方に興味を持ち日本語の構造に興味を持った．それ以来認識のあり方は常に私自身の問題になっている．

　筆者は見えない力を質量と重力という抽象化した概念を大脳で作り上げ微分・積分の数学的方程式にて力学を打ち立てたニュートンの知的産物である重力を用い人間の筋力の世界を覗いている．そうして筋力との相対的力関係で引き起こされる過用症候群が小さな筋力の世界，つまり筋力が低下した高齢者の世界でも起こっていることに気づき，徒手筋力検査と臨床運動学という新しい視点から患者を診療し治療している．

　しかしどの医学書を読んでもそのようなことを記載している書が見当たらない．総合内科医や総合診療医のバイブルである「Dr.ウィルス著・ベットサイド診断」「マクウィニー著・家庭医療学」をもってしてもだ．何故だろうか？と考えた．

　筋力評価は神経内科や整形外科，さらにはリハビリテーション科の患者を診察する時の診察技能である．その技能習得には時間がかかる．また見えない重力に抗する力や力に対する抵抗を持って筋力評価を行うことからかなりの高次脳機能による思考を求められている．つまり抽象化された情報を繋ぎあわせながら新たに情報価値構造を構築することによって修得・理解できるし，常に問題意識を持ち続け情報価値構造を太らせることで筋力評価の世界への閾値が低下し筋力検査の臨床的意義と症状理解に到達できるのである．

　総合診療や総合内科とリハビリ科が専科としてそれぞれ分化していると高度に専門分化された医療システムの中で多くの臨床医は自ら患者を診察し治療に携わることを専門科や運動療法士など専門職種にお任せするということになる．米国やカナダでもそうなのかもしれない．

　先ずは自分の頭で物を考えること，自分自身で患者の運動療法に関わっていくこと，そうして個々人の生活の視点と疾患の個体差を考えた時に初めて筆者の「筋力検査と運動療法」の世界が覗けてくる．そう筆者は考えている．さらに高齢者の入院する病棟や病院や診療所での外来においてで筆者の考え方は，患者の健康維持や健康増進に，また地域のヘルスケアシステムの力になり得ると自負している．ぜひ多くの家庭医療やプライマリ・ケアに関わる医師や医療スタッフ，ならびに患者，患者家族に目を通して頂ければと願っている．

　この書の中に筆者の思想も入っているので，書の中での読者と筆者との出逢いもあることだろう．それを筆者は楽しみにしている．

　本書の執筆を勧めていただいた徳田安春先生，遅筆の著者に，適切なご助言をいただいたカイ書林　尾島水脈・尾島茂氏に感謝してやまない．

2017年2月14日　副院長室にて記

著者略歴

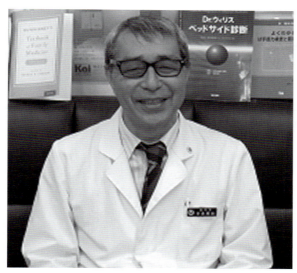

本永　英治（もとなが・えいじ）

　　　沖縄県立宮古病院副院長
　　　日本リハビリテーション学会専門医・指導医
　　　日本プライマリ・ケア連合学会認定医・指導医
　　　日本内科学会認定内科医・総合内科専門医

最終学歴　自治医科大学校　卒業年月　1982 年（昭和 57 年）3 月
1982 年（昭和 57 年）　5 月　沖縄県立中部病院研修
1984 年（昭和 59 年）　5 月　沖縄県立名護病院附属伊是名診療所
1987 年（昭和 62 年）　5 月　沖縄県立八重山病院附属西表西部診療所
1995 年（平成 7 年）　　4 月　東海大学附属大磯病院リハビリテーション科
2001 年（平成 13 年）　4 月　沖縄県立宮古病院リハビリテーション科部長
2004 年（平成 16 年）　4 月　沖縄県立宮古病院医療部長
2011 年（平成 23 年）　4 月　沖縄県立宮古病院副院長

1989 年 5 月第 2 回地域保健医療研究奨励賞
2010 年 2 月第 3 回地域医療貢献奨励賞

Introduction

日本の高価値医療
High-Value Care In Japan シリーズ
刊行にあたって

仲里信彦・稲福徹也・本永英治　（司会）　徳田安春

日本の高価値医療を考える

徳田：ジェネラリスト教育コンソーシアムというジェネラリストの指導医を対象とした勉強会が活動しています．この High-value Care in Japan の単行本シリーズは，そのコンソーシアムでトピックに上がった Choosing Wisely キャンペーンをさらに発展させたものです．Choosing Wisely キャンペーンは，現在国際的な医療キャンペーンとなっています．欧米でスタートしましたが，今やアジアはもちろん世界中に広がっています．日本でも 2014 年にこのジェネラリスト教育コンソーシアムで活動をスタートさせて，Recommendations の Five List も発表し，ムック版を刊行することができました（ジェネラリスト教育コンソーシアム第 5 巻 あなたの医療本当はやりすぎ，過ぎたるは猶及ばざるが如し Choosing Wisely in Japan. 株式会社尾島医学教育研究所. 2013.）．欧米で公表されている医学会の Recommendations の日本語訳と日本で適用する場合の注意点が記載されています．このムック版はおかげさまでたいへん好評で，この間様々なところで取り上げていただきました．厚生労働省やメディアからもこの医療キャンペーンについて問い合わせをいただいており，今後日本でも急速に広がるものと期待しています．

　続くこの High Value Care in Japan シリーズです．まず，2016 年にジェネラリスト教育コンソーシアムでムック版を刊行しました（ジェネラリスト教育コンソーシアム第 9 巻　提言 - 日本の高価値医療 High Value Care in Japan. 株式会社尾島医学教育研究所. 2013.）．今まであまり行われてこなかった高価値

Introduction

医療 High-Value Care と，ふだん私たちが疑問に感じている，それほど価値が高くないと思われる医療 Low-Value Care について，それぞれの具体的な内容を執筆していただきました．当日のコンソーシアムでは，デルファイ法を使って，いくつかの医療介入が日本の医療現場で問題ではないか，ということをあきらかにすることができました．

しかし実際の医療では，それぞれの医療介入はエビデンスレベルの濃淡があり，一概に否定できないのが医療介入の難しいところです．高度なバランス感覚が求められます．われわれは医療を全否定しているわけではありません．そうではなく，あまり行われていない医療介入の中で価値の高い医療はたくさんありますので，むしろそれを推進していくことが患者さんのためであると話しています．

Polypharmacy（多剤併用）対策キャンペーンも同時並行で行っていて，これに関しては厚労省も本年 2016 年の診療報酬からかなりこの問題に取り組みを始めました．このキャンペーンの展開もジェネラリスト教育コンソーシアムにおける先生方の情報発信のおかげであると思います．（ジェネラリスト教育コンソーシアム第 2 巻 提言 - 日本の polypharmacy. 株式会社尾島医学教育研究所 .2013.）

このような背景の中で，われわれは常にバランス感覚をもって，患者さんのために適切な医療を提供し，エビデンスの強い医療介入について皆で導入し，若い医療者にその知識を正しく伝えていくことが重要です．

従来の医学情報の発信では，どちらかというと，このような検査をしたほうが良い，こういう薬は投与したほうが良い，こういうシステムは病院に導入したほうが良い，というようなどんどんやってくださいというのが多かったと思います．この High-value Care in Japan の単行本シリーズは，リハビリテーションや認知行動療法のように有効であることがわかっているものをまず取り上げながらも，従来から行われているけれども問題がある医療介入などの問題点も取り上げます．このシリーズは，指導医レベルに合わせた内容を積極的に盛り込んでおり，従来の総合医系の書籍の中でも最も高度な書籍群となると思います．

Introduction

　それでは編集を担当された先生方皆様に，おひとりずつ，「私の高価値医療」についてご意見をお伺いしたいと思います．

私の高価値医療

■ 患者さんの背景を把握することが高価値医療である

仲里：私が編集を担当する「薬剤投与のメリット・デメリット」について述べます．High-value Care ですが，たとえば喘息であればステロイド吸入，虚血性心疾患であればアスピリン，高血圧なら降圧利尿剤，ある種の慢性心不全なら β ブロッカーならいいというように，明らかな薬剤はあるのですが，数えてみるとそれほどはありません．

徳田：いわゆるエッセンシャルドラッグですね．

仲里：そのような基本的薬剤は，みなさんおわかりだと思います．あとは薬剤の価格に対する価値が問題になると思います．ただ，実際に急性期病院に勤務していますと目立つのは，high-value care がなされていないというよりは，Low-value Care の方が気になります．Low-value Care を減らす方が先ではないかと感じます．例えば患者の背景をよく理解していないと，ある COPD の患者さんが，かぜ症状でかかりつけでない病院を受診し，総合感冒薬やコデインを安易に処方されることがあります．その後に喀痰の排出ができず，症状が逆に悪化して当院のような救急病院を受診するという状況が生じる．また，尿閉のある患者さんが咳をしているとコデインを出されて尿閉となり，それが悪化し尿路感染症にもなる．このようなよく知られている Low-value care が以外にも多く生じています．このようなことがあって，患者さんの背景を把握していないと，短期処方でも Low-value Care になってしまう例も目立ちます．"後医は名医"的ではあるのですが，救急病院では，基礎疾患をかけた患者のケアや入院を受け持つ事が多く，そのような無意識的に良かれとされた医療が Low-value care に繋がっていくことに気が付きやすいです．また最近よく話題に上がる Polypharmacy の問題もあります．私たちが診ている患者さんは，Evidence に基づく医療を，経験のある医療者が行うのが High-value care だと思います．しかし，High-value care と思われる処方でもガイドライン通りに

viii

Introduction

すべてを処方すると，高齢患者では polypharmacy に陥る危険性もある．それに
プラスして言えるのは，患者さんの背景が変わると High-value care ですら
Low-value care に変わりうる．たとえば糖尿病ではメトホルミンは患者さんが
高齢になり，腎機能がおちてくるとダラダラとは使用できない．喘息や COPD の
ステロイドも吸入ですら，患者が吸入する作業ができなければ，意味がなくなる．
このように患者さんの背景に従って，薬剤の効果も変わってくる．単なるガイド
ラインに沿った薬剤の投与だけでなく，患者さんの背景が動いているのだという
ことを把握していくことも High-value care に関連していくのではないかと
思います．Low-value care に陥らないようにするためには，このような患者
背景に注意を多く事が大切と考えます．

編集部：仲里先生から，患者さんのバックグランドを診て High-value Care，
Low-value Care を考えていこうというご提案がありました．続いて「頭痛外来」
の編集担当の稲福先生の考える高価値医療をお願いします．

■ 頭痛外来の道筋を示すのが High-value Care である

稲福：私は沖縄で開業して 7 年目になります．もともと神経内科を専攻して
いまして，頭痛患者を診てきました．その中で片頭痛を正しく診断することが
High-value Care につながると考えています．片頭痛に対しては，治療満足度・
薬剤貢献度共に高いトリプタン系薬剤がありますし，片頭痛で悩んでいる患者
さんにきちんとした治療を行うことで，患者さんは仕事や学校を休まなくて
済みます．日本頭痛学会でも，頭痛専門医を増やそうという動きがありますが，
十分ではありません．頭痛診療が難しい理由として多くの慢性頭痛は病理学的
診断がありません．診断基準に従います．ひどい頭痛が必ずしも生命にかわる
ものではありませんし，軽微な頭痛でもくも膜下出血ということもあります．
一般の総合内科の先生にとっては，頭痛診療は苦手という先生が多いのでは
ないでしょうか？　また，救急外来を受診して頭部画像上異常ないと言われたが，
頭痛がよくならないと言って私のクリニックを受診する患者さんがいます．
急に頭痛が生じて救急外来でくも膜下出血や髄膜炎ではありませんと言われて
帰されますが，その後の道筋が立っていません．患者さんは路頭に迷い，整形
外科，耳鼻科，眼科，脳外科，麻酔科へ行ったりして，何処でも異常がないと
言われます．そして私の頭痛外来へ来ます．救急外来を受診した患者さんに
対して，頭痛が改善しなければ次は何処に行きなさいとか，ある程度道筋を

ix

Introduction

説明してあげる．そうすることによって無駄にいろいろなクリニックに行かなくて済むのです．このような Low-value Care を少なくすることで，High-value Care につながるのではないでしょうか．

　最近経験した例です．発熱と頭痛を主訴に救急外来を受診し鎮痛薬だけ処方され帰されましたが，頭痛が続いているので私の外来を受診しました．非細菌性髄膜炎（ウイルス性髄膜炎）は否定できないと考え，ルンバールが必要であると説明しましたが，患者さんが別の病院を希望したのでそちらへ紹介し，ウイルス性髄膜炎と分かった例がありました．後医は名医という格言があり後になるほどはっきりするのですが，患者さんは非常に不安で，どうしてこんなに頭痛が続くのか分からないというので，私の外来を受診したそうです．最初に髄膜炎と診断するのは難しいと思いますが，例えは良くならなかったらどうしたらよいかという道筋をつけてあげることが大切です．

　脳外科で開業している先生はほぼ 100% MRI の機器を持っていて，頭痛の患者さんが来るとまず頭部 MRI を撮影することが多いようです．そこでは片頭痛の患者さんは正しく診断されずに，脳には異常ないということで帰されて，あちこち回って私の外来に来る人もいます．頭痛患者を診るからには，片頭痛をきちんと診断して，治療してほしいと思います．MRI をクリニックで導入すると，1 日何例か撮らないと採算が合わないので，経営者としては理解できる面もあります．また患者さんの側も頭痛があると頭の中に何か異常があるのではないかと心配になり，すぐに頭部 MRI を撮りたがります．異常がなく安心して頭痛がなくなる人は良いですが，コストはどうでしょうか？そのような Low-value Care を何とか改善したいです．

　私は研修医時代に上司から，くも膜下出血と細菌性髄膜炎は絶対に見逃すなと教わりました．100 回のルンバールのうち 99 回外れでも，1 回診断できたら価値があると，しかし私も実はくも膜下出血を見逃したことがあります．見逃しには「目くらまし」や「思い込み」などいくつかの要因はあると思います．幸い，良くならなかったらまた来て下さいね，と言っておいたので，2 回目の受診時に診断できました．以上述べたことを，今回の High-value Care シリーズで表現したいと考えています．

Introduction

編集部：頭痛外来の道筋を示すのが Hi-value Care であるというお話でした．それでは本永先生に，「私の考える高価値医療」をお話しいただきます．

■ History taking（病歴聴取）と Physical examination（身体診察）が High-value Care への道である

本永：私が診ている宮古島の高齢患者の多くは，リハビリテーション的視点を必要としています．現在，総合診療外来の患者も診察しています．医師になってから35年間，内科，小児科それからリハビリテーションを通して患者を診てきました．リハビリテーション科の医師で総合的に患者を診てきた医師はそんなにいないのではないかと思います．このような自分の特徴を通して，High-value Care を問いしてみたいと思います．最初に，患者はどういう医療に満足するのかについて，この30数年考えてきました．患者に十分な病歴聴取を行い，それから身体診察をして，そして診断をして，治療方針を立てて，このあと1週間後，2週間後，5年後または10年後こういう状態になりますという予後予測を患者さんに説明すると，多くの患者はたいへん満足するということがわかってきました．時間をかけて，患者に informed consent を得ながら，治療を行っていくと，たとえ治らない病気であっても，信頼関係が生まれて，価値のある医療形態が生まれることがわかってきました．

　私は，最初は離島診療所で，腰や肩などの軟部組織の痛みを訴える高齢者の患者を多く診ました．痛みをとらないと患者は満足しないということで，ペインクリニックとか麻酔薬剤を使ったりしていた時期がありました．しかし，そればかりではなく，診断に至る過程を患者に説明して，「あなたは今こういうことに悩んでいて，おそらくこれは老化とともに生まれてきた病気で，一緒に戦っていく病いですよ．」と説明すると，患者はたいへん安心してうまく治療が進んだということを経験したのです．診療の武器は患者を最初に診る時に，丁寧に患者の病歴をとり，身体診察をしっかり行い，それを言語化・抽象化して，自分の頭の中で整理してカテゴリー分類し，そして鑑別し診断・治療していくという流れです．それでもなお，うまくいかないケースが結構あります．それはなぜかというと，言語化するときに切り捨てている事象があるからです．うまくいかないときは，もう一度病歴聴取で取り損ねた点はないか，身体診察で見逃した部位や所見はないかと，絶えず自分に言い聞かせながら再度取り直していく，

xi

Introduction

そういうことも必要になります．メタ認知ということばもありますが，どこかに自分のミスがあったかもしれないと常に思いながら診療を継続していくのが，私の High-value Care の初歩的なイメージです．

　それで私の本の第1例目に認知エラーの症例を供覧します．最初に患者の病歴をきちんととらないと認知エラーが起きたという事例です．運動療法にかかわる認知エラーの現場を皆さんに問いてみたいと思います．それから身体診察が不十分なことで起きた運動療法にかかわる認知エラーがあります．これらを本書の第1章で提出し，一番大事なことは病歴聴取と身体診察であることを示します．それから知識です．身体診察をきちんととれば解決できる病気がいくつかあります．過用（overuse）で起きている現象を症例として出していきたいと思います．筋力評価を正しく行うことと医学知識だけで解決できる臨床症例があります．僅かな診察場所の提供と身体トレーニングだけで治療は可能になることもあります．まったくコストがかからない．医療費もほとんどかからず，患者に親切なアドバイスができ患者も喜ぶ，そんなこともあります．

　もちろんこの中に難しい症例もあります．難易度がありますので，そのレベルもお示しします．例えば橈骨神経麻痺を診療していくことは医学知識を必要とし高い臨床知識を求められます．難易度のレベルが高いのです．臨床運動学の知識があればよく理解できます．自動不全と他動不全という概念があって，この理解があると橈骨神経麻痺の病態が見えてくるのです．これに末梢神経麻痺の障害の種類とか起こり方を，病歴聴取でとれば，患者が治るか，治らないかが見えてきます．このような点を診断学のところで生かしたいと思います．「この麻痺は2週間後にはおそらく治る」「治る兆候がでてくる」「3か月かかる」などがきちんと言えるようになるための学問や知識が，必要とされていると思いますし，患者もそれを聞けば安心します．あちこちに行って検査を受けることもなくなると思います．

　筋力評価を正しく行うことで過用症候群として理解できる病態がありますが，それ以外にぜひ体得して欲しい知識として臨床運動学というものがあります．臨床運動学を理解すると臨床運動学的アプローチ，つまり日常の生活で姿勢や運動の方法を工夫するだけで症状の改善するレベルの人もいます．この18年県立宮古病院で私が経験した症例をすべてとりあげて，High-value Care の

Introduction

一部として皆さんに紹介をしたいと思います．その中で，これは医療費をかけすぎではないか，検査のやりすぎではないかという症例もいくつかありましたので，そういったものは Low-value Care として提示して，これは身体診察をすればわかるのにどうしてこういう検査をするのかということを取り上げていければいいのかなと思います．本書は私の単独執筆で取り組みます．

編集部：3 先生から「私の高価値医療」を述べていただきました．さらに，この単行本シリーズへの期待，注文をお願いします．

「これからの日本の高価値医療とは」

本永：リハビリテーションや運動療法の領域は，欧米の総合内科や家庭医療学のテキストにもあまり書かれていません．この機会に日本のこの領域をアピールしたいと思います．私は最初，沖縄県立中部病院で，医師 5 年目のときに，整形外科の長嶺功一先生から身体診察の取り方を 3 か月間学びました．その時の体験が今に生きていると思います．

　ある日救急室に一人の患者が運ばれてきました．そこには医師が 10 数名いました．患者が痛みで脂汗をかき苦しんでいる青年がいたのですが，誰も診断をつけられなく立ち往生していました．通りがかりの長嶺先生が，ひと目見て，大腿筋膜張筋の付着部断裂だね，と言ってすぐに身体所見のみで診断し治してあげました．のたうちまわっている患者が，ある一人の優秀な，解剖学を熟知した医師が，病歴を聞いて，なんの検査もしないで，身体診察だけで治していくことができるということを目の当たりにしたのです．自分もこんな医師になりたいと思い解剖学をもう一度勉強しようと思いました．その後，リハビリテーション医学を学び，臨床運動学を取り入れた身体診察と治療を絶対沖縄に伝えたいと思ったのです．宮古島に戻ってからそのことを研修医に教えました．面白いという研修医も現れました．臨床運動学は難解なので英語のテキストを読み直し，現場で応用する，この繰り返しでした．

徳田：本永先生には，ジェネラリストの新たな領域を開拓していただけるのが楽しみです．

Introduction

仲里：リハビリの勉強は何年目くらいからやったほうがいいですか？

本永：どんな地域に行っても，必ず脳性麻痺とかリウマチ・膠原病，脳卒中の患者など，身体所見の取りにくい層の患者はいます．どうやって診察するのだろうと悩んでいました．西表島の診療所での勤務中に，リハビリテーション医療と出遭いその方法論を学びました．リハビリテーション的アプローチを勉強してから総合医に戻ってこようと思ったのです．

徳田：Bedside Cardiology などの著書で世界的に有名な Jules Constant 先生も毎年沖縄に招聘されて心臓診察法を教えてくれました．

仲里：ジェネラリスト教育コンソーシアムの第2巻「日本のポリファーマシー」以後，ポリファーマシー論議が活発です．その経緯を教えてください．

徳田：ジェネラリスト教育コンソーシアムで第1巻「日本の臨床高齢者医学よ興れ」を刊行したのですが，高齢者医療の最大の問題はポリファーマシーなので，第2巻で出版したのです．

■ Highlight を英文で掲載し，世界に発信していく

徳田：本シリーズは，全論稿に Highlight を英文で掲載し，世界に発信していきます．Choosing wisely も英文で summary をつけたために，国際的な反響が得られました．韓国からも招待されました．Choosing wisely の世界的リーダーは W. Levinson 先生（カナダ　トロント大学）ですが，2016年10月に日本医療の質・安全学会に招待されて来日します．

■ 今後への抱負

徳田：本シリーズの企画ですが，ジェネラル的な視点で編集して刊行を続けていきます．非薬物療法，患者リテラシー，非がん患者の緩和ケア，アンチ・エージング，臨床検査，眼科，耳鼻科などは有力候補です．

Introduction

　最近の調査によると，癌患者の最期は癌専門施設ではなく，ほとんど中小病院や在宅で迎えています．診ているのはジェネラリストです．非癌患者（心不全，COPD，神経疾患）の末期も，ジェネラリストが診ています．ジェネラリストの守備範囲に緩和ケアを含めるべきです．ジェネラリスト教育コンソーシアムの第 10 巻のテーマ「日本の診療ガイドライン」や第 11 巻のテーマ「社会疫学と総合診療」も後続企画になると思います．テーマは尽きません．「社会疫学と総合診療」に参加するイチロー・カワチ先生（ハーバード大学公衆衛生大学院教授）の推奨する社会的介入は沖縄などでやったほうがいいのではないかとも思います．生活習慣病では，病気になる前の介入が大事です．この分野では総合医学系のグループからの問題提起が重要です．

　このシリーズは，読者のみなさんが日ごろ感じている臨床的疑問について，Cutting edge として表出していくところに特徴を持たせたいと思います．

本永：宮古の朝カンファレンスは厳しいこともあります．MRI や CT を撮ったら，「なぜ撮ったの？どうして検査をしたの？」と理由を聞かれます．当院は常に研修医は 10 名程度います．彼らに入院患者のプレゼンテーションをやらせます．胸部 X 線を正しく読むように指導しています．

徳田：そういう教育は日本国内の他の施設ではほとんどやられていません．逆に「なぜ撮ってないの？」と聞かれるのです．「CT 撮った？ MRI は？」という具合です．どうしてこの検査をしたのですか？という議論がないのです．

稲福：病院だとそれができますが，開業医は自由ですので，他の先生がなぜ MRI を撮ったのか分からないし，批判しにくいです．

徳田：若い時にこういうトレーニングを受けないと，なかなか診療の行動変容には結びつきません．
　沖縄には価値を重視した医療を行っていたという伝統があります．そういう意味でも本シリーズを沖縄からスタートすることは，大きな意義があります．読者の皆様のご意見をいただいて，ユニークな単行本シリーズに育てていきたいと思います．

XV

contents

第1章　運動療法と認知エラーを学ぶ症例

1　風邪症候群高齢者が寝たきりにさせられる・・・・・・・・・・・・・・・・・・・・・・ 2
　　医療従事者と患者自身の思い込みエラー症例
　　ー運動療法は必要なしー

2　身体所見欠如による過剰入院 ・・・・・・・・・・・・・・・・・・・・・・・・・・・・・・・ 15
　　ー思い込みエラー症例（低価値医療）ー

3　高齢者パーキンソン病のヤール5は真か否か・・・・・・・・・・・・・・・・・・・ 22
　　ー 情報不足（低価値医療）ー

4　過去カルテサマリーがないことで起こる低価値医療・・・・・・・・・・・・・・ 29
　　ー情報不足ー

第2章　コモンディジーズ過用症候群と高齢者サルコペニア患者の運動療法を学ぶ症例

5　日常ベッドサイドで遭遇する上腕骨外顆炎・・・・・・・・・・・・・・・・・・・・ 40

6　日常遭遇する上腕骨内顆炎・・・・・・・・・・・・・・・・・・・・・・・・・・・・・・・・・ 49

7　日常外来にて遭遇する浅指屈筋腱付着部炎・・・・・・・・・・・・・・・・・・・・ 56

8　脳梗塞による右不全麻痺に合併した大腿四頭筋付着部炎・・・・・・・・・・ 63

9　サルコペニック・オベシティに伴う大腿四頭筋付着部炎・・・・・・・・・・ 70

10　階段昇降で発症した大腿筋付着部炎 ・・・・・・・・・・・・・・・・・・・・・・・・ 78
　　ー術後リハビリー

11　ベッド上安静でも起こる肩・肘・手関節炎など ・・・・・・・・・・・・・・・ 85

contents

12　忍びよる原発性サルコペニア ‥‥‥‥‥‥‥‥‥‥‥‥‥‥‥ 92

13　肉体労働者に合併しやすい骨関節疾患 ‥‥‥‥‥‥‥‥‥‥ 100
　　　―変形性関節症と神経根症―

14　ポストポリオ症候群 ‥‥‥‥‥‥‥‥‥‥‥‥‥‥‥‥‥‥ 109
　　　―筋力２の世界との遭遇―

15　運動不足が引き起こすサルコペニア ‥‥‥‥‥‥‥‥‥‥‥ 117
　　　―高齢者閉じこもり：中臀筋筋力低下―

16　高齢肥満者に頻繁にみられる過用症候群 ‥‥‥‥‥‥‥‥‥ 125
　　　―サルコペニック・オベシティ―

17　頸椎症性神経根症と上肢筋力低下 ‥‥‥‥‥‥‥‥‥‥‥‥ 132
　　　―過用症候群を考える―

第3章　コモンディジーズに対する運動療法・運動学の基本を学ぶ症例

18　サタディナイト症候群に頭部 CT ―下垂手；橈骨神経麻痺 ‥‥‥ 140
　　　―高・低価値医療―

19　五十肩―肩回旋腱板炎（断裂） ‥‥‥‥‥‥‥‥‥‥‥‥‥ 148
　　　―運動療法のホームエクササイズで指導―

20　肩こり　姿勢指示で緩和する肩こり頭蓋骨と
　　　頸椎の運動力学関係を探る ‥‥‥‥‥‥‥‥‥‥‥‥‥‥ 157

21　他動不全症例：麻痺と誤りやすい下垂足の診断 ‥‥‥‥‥‥ 165
　　　―徒手筋力検査の基本手技―

xvii

contents

22 高齢者腹筋筋力低下 ･････････････････････････････････ 173
　　―自動不全と他動不全―

23 腰痛と対策 ･･･ 183
　　―運動学を利用した家庭における工夫―

24 不全麻痺と運動療法 ･････････････････････････････････ 190
　　―過用症候群を防ぐ―

25 痙性麻痺と運動療法 ･････････････････････････････････ 197
　　―他動不全予防と関節拘縮―

26 高齢者運動療法とサルコペニア ･･･････････････････ 205
　　―高齢者サルコペニア対策―

27 筋力低下した高齢者患者の在宅での運動療法の基本 ･･････････ 215

第4章　多様性と臨床運動学の視点を学ぶ症例

28 足関節偽痛風を蜂窩織炎と診断し
　　入院後 10 日間抗生物質点滴 ･･････････････････････ 226
　　―（低価値医療）―

29 炎症と多発関節炎の背景に潜む病態を理解する ･･･････････ 233
　　―ACTH 単独欠損症―

30 炎症と全身痛の背景に潜む病態を理解する ･･･････････ 242
　　―ACTH 単独欠損症２―

contents

31 頚部筋力評価の方法は知識を要する ························· 250
 —（高価値医療）—

32 寝たきり患者の膝関節炎の病態を探る ···················· 260
 —（高価値医療）—

33 関節リウマチ患者の激しい肩関節炎に対するアプローチ ········· 268
 —（高価値医療）—

34 股関節周囲筋筋力低下患者に杖の使用法を指導 ················ 280
 —中臀筋筋力低下とトレンデレンベルグ歩行（高価値医療）—

35 リハビリ継続の意義と運動学の視点 ······················ 289
 —（高価値医療）—

36 下垂足を訴える患者への診断的アプローチと運動療法 ··········· 297

37 頚椎椎体前方骨棘形成による声門筋圧迫による嗄声 ············ 324
 —びまん性特発性骨肥厚症
  (diffuse idiopathic skeletal hyperostosis：DISH)—

INDEX ··· 332

編集協力：Alex Gregg，山本　理子

xix

第1章

運動療法と認知エラーを
学ぶ症例

1　風邪症候群高齢者が寝たきりにさせられる

2　身体所見欠如による過剰入院

3　高齢者パーキンソン病のヤール5は真か否か

4　過去カルテサマリーがないことで起こる低価値医療

1

風邪症候群高齢者が
寝たきりにさせられる

医療従事者と患者自身の思い込みエラー症例
－運動療法は必要なし－

□臨床指標 (Clinical Indicator) と■基準 (Criteria)

□ 診察なしの患者情報には認知エラー[1] が発生する

■ 虚弱高齢者は寝たきりになり易いという思い込みエラーが発生しやすい

■ 認知エラーの発生防止には自分自身の頭で物事を考えるという基本的
態度が重要である

□ 医療提供する側と受ける側の信頼関係構築と双方の自分自身の頭で
物事を考えるという基本的態度が High-value Care を創りだす

CHALLENGE CASE

　85歳の高齢者，風邪をひき，食欲不振にて入院．主治医から『風邪で
寝たきりとなっている』とのことでリハビリ依頼がくる．患者の診察の
ためベッドサイドにいくと寝たきりの状態であった．本人自身は寝たきりと
思い，「先生，寝たきりになってしまった，もうだめだ」と自分自身の状況を
嘆いていた．ベッドサイドで診察した．四肢筋，体幹筋共に麻痺もなく，
また筋力低下もなかったので，ベッド上での動作を患者に命じた．寝返り
動作，起居動作も問題なく難なくこなした．ベッドサイドで端坐位を命じた．
すぐにできた．顔は嬉しさで満ち溢れていた．最後に「歩行して見て下さい」と
命じたら，そのまま問題なく歩行できた．患者は「天を上るような気分だ」，
と喜んだ．リハビリは不要であった．アドバイスしただけなのに，「先生
ありがとうございます」「本当に助かりました」と感謝された．本人に聞くと，
家族の皆が，「爺さんは寝たきりになったぞ，もう大変だ」と言っていたと
いう．それで本人自身も寝たきりになってしまった，と思ったそうだ．

　問題は本人自身のふがいなさもあるが，もうひとつ大きな医療上での
問題があった．主治医，担当看護師も皆この患者は寝たきりだと思っていた
ということだった．診察さえしていればこのような認知エラーは発生しない．
仮に今回風邪症候群だったので発熱期間が少なかったが，風邪症候群より
重症の肺炎だったら点滴が1週間あるいは2週間と続き臥床期間がさらに
長期間続く．その場合どうなっていったんだろうかと思うと背筋がぞっと
する話である．

Tutorial

（総合診療医 G）：どうしてこんなことが起こるのでしょうか？

（指導医 M）：高齢者－虚弱－寝たきり，といった先入観みたいなものがあるんでしょうね．特に高齢者の外観が虚弱そうにみえるとそうなるかもしれません．例えば痩せた老人とか・・・医学用語ではサルコペニア[2]，フレイル[3] [4] と呼ばれますね．

（G）：それだけですか？

（M）：本人自身の心理も考慮しないといけないですね，また日頃の家族関係とか，家族の中での高齢者の役割とか存在場所とかです・・・

（G）：というと・・・

（M）：高齢者は歳をとり老化していくと見た目は元気そうでも決してそうではありませんね．多くの高齢者は自分自身の体力のなさを自覚している場合が多く，転倒や肺炎をきっかけに寝たきりになる老人たちのことも知っているんですね．それで精神的にはいつ自分が寝たきりになるかもしれない，という不安で過ごしているんですね．そういう精神状態が，他人が「爺さんはもう寝たきりだね」という言葉を投げかけられることで，「もう自分は大変なことになった，自分は寝たきりになってしまった」という考えを持ち易くなってしまっている，ということかもしれません．

　さらにこのことを助長したのが家族の患者さんにかけた言葉や医療従事者の態度などかもしれません．

（G）：よく医者のひと言で人生が変わるなんていいますね．

（M）：そうなんだ！それ程医師の言葉の重みは大きく，仮に医師が「あなたは寝たきり」とでも言えば，患者の人生はあっという間に「失望」のどん底に落ちていくこともあるでしょうね．

(M)：実は私はこの患者さんをみたのは平成16年の頃で今でも大変印象に残っているんです．以前にその経験をエッセイにかいたので紹介します．

【コラムー作られた寝たきり老人ー】

　普段元気な85歳の老人が風邪症候群で入院した．高熱で食欲もめっきり落ち，家で殆ど寝てばかりのところを，家族が見つけ，熱が出てから4，5日してから病院へ運んで来た．見た目はまさに衰弱した『寝たきり老人』であった．日頃のこの老人の姿を見たことがないと，この老人は『寝たきり老人』と勘違いされるのだろう，と思った．主治医も看護婦もそう思っていた．また，家族もそう思っていた．そして風邪症候群も治癒し，熱も下がっているのに，ベッドで寝たきりの状態が続いていた．リハビリの医師（私）のところに何とか動かしてくれ，という依頼が届いた．患者を見に行った．手足を動かしてみた．麻痺もなく，手を挙上すること，足を挙上することなどすべての動作が簡単に出来ていた．「寝返りしてみて下さい」といった．それも簡単にできた．「爺さん，どこにも麻痺はないよ，きっと起きあがることできるよ」といい，寝ているところから起きるように命じた．その動作も簡単にできた．

　私はこの時点でこの爺さんは歩けるだろうと直感した．そしてベッドの端に坐るように云った．簡単にできた．この爺さん，本当に自分は寝たきりになったと思っていた．いや思わされていたと云った方がいいかもしれない．自分が座ることができたことが信じられないといったような顔つきだった．嬉しそうであった．「爺さん，一緒に歩いてみましょうか」．最初は手を軽く繋ぎ歩いてみた．歩くことも可能だった．次に1人で歩くように云った．部屋の中を1人で歩くことは可能だった．この爺さんは『寝たきり老人』ではなかった．『寝たきり老人』と医療人も家族も思っていただけだった．さらに本人もそう思いこんでいた．いや思わされたかもしれない．入院して，すぐにオムツを履かされて，家族からも「寝たきり，寝たきり」という言葉を嫌と言うほど聞かされていたんだろう，と思った．人の良い遠慮深い爺さんであった．

　この爺さんは私と出会えたことをとても感謝してくれた．「自分は寝たきりではなかった．また歩けるんだ」と胸を張って言った．リハビリは不要であった．身の回りのことも，その日からすぐにできた．すべて自立していた．そしてすぐに退院した．

私はこのことで，常識の恐ろしさを感じていた．何も考えなかったら，このようになるのか，と思った．世間の常識は「高齢，重症の熱性疾患，衰弱」というのと，見かけの姿，格好でこの爺さんは『**寝たきり老人**』と誤謬した．日頃の生活の様子を知っている家族でさえ，間違った観念で爺さんをみていた．大きな問題は本人もそう思いこんでいた，という悲劇だった．

　こんなところにも，**常識の落とし穴**があった．自分の頭で物事をみて考える習慣がないと，世間の常識で判断してしまい流されてしまう．自分の目で見て確かめること，医学の場合は，検査結果だけに振り回されずに患者を触れてみること，そんな初歩的なことがとても重要なのだ．

　医療の原点の中に丁寧に患者と触れること，日頃の患者の生活の様子を知ること，そんなことがあると考えている．分かり切っていることのように思えるが，ペーパーの知識や検査結果が先行し，理論だけを振りかざす医師もいる．いわゆる頭でっかちである．優秀といわれる医師たちが，常識に縛られて患者の状態を把握できない場面にしばしば遭遇する．

　常識をうち破るためには訓練も必要である．常に自分の頭の中で考えをまとめるという訓練が・・・『**作られた寝たきり老人**』，ホントに怖い世の中になりましたね．

平成16年6月18日　　本永　記

(G)：常に自分の頭で考える・・そういう習慣が大事なんですね．

(M)：それだけでなく自分自身で身体を動かし患者を診察するということも大変重要なんです．それだけで入院期間も短くなる可能性が大きいし，何よりも患者自身の喜びが大きいので質的に患者の満足度がうんと上がりますね．

(G)：明日からの診療に生かしていきます！

(M)：それはそうと気になっていることがあるんだなぁ．

(G)：何ですか？

(M)：医療従事者だけが自分自身の頭の中で考えるのではなくて，患者自身も常に健康のことは常日頃から自分自身で考えていないと，医者の権威や看護師を始めとする医療従事者の権威に負けてしまうのではないかと思うのです．

(G)：もう少し詳しく説明してください．

(M)：例えば人間ドックとか脳ドックとか呼ばれているものがありますよね．症状もない元気な方たちが健康増進や疾病予防の対策として利用していますね．あの姿にこそ他人任せの考えが潜んでいるような気がします．自分自身の健康を自ら守るという自主健康管理という観点からはほぼ遠いところにあるような気がしますね．

(M)：例えば何も症状のない健康人に人間ドックで肺がんが見つかりました，『転移の病変がないのですぐに手術しましょう』，『早期治療です』，『長生きできます』などと説明を受け手術同意書にサインをします．『肺癌があります』というだけでもすでに心理的に動揺しています．その状態での説明・同意書です．難しい医学用語を並べたてられとにかく『はやく治したい長生きしたい』というあせった心理状態のなかで医師からの説明を聞いています．
　そして手術に入ります．手術がうまくいった場合には問題は表面化しません．ところが手術が思わぬ結果となり手術前の健康レベルより悪化した場合に問題は表面化してきます．例えば術後に重症肺炎になり人工呼吸器管理となり重度後遺症が残ったり，あるいは死に至った場合などです．手術前の同意書には合併症の説明があり，その内容に術後には切除部位が感染し肺炎や肺化膿症になり呼吸症状が悪化することもあります，などと記載されているとします．手術した医師あるいは病院側は思わぬ結果が生じたのは同意書にある合併症が起きたので問題はない，と解釈します．

(M)：術後健康レベルが低下した患者側は手術に問題があった，術前の説明書には合併症のことは書かれているが，説明は極僅かな内容で殆ど理解できない医学用語で説明した・・・納得できない云々・・・こんなことが頻繁に起こっているんですね．

(M)：健康増進と思って人間ドックを受けた結果，結論的には以前の健康

レベルより ADL，QOL なども低下し，精神的にも不安で過ごすことが多くなることも多いと思います．つまり健康人であればあるほど身体に侵襲のある治療を受ける場合には情報を沢山収集し，本当にこの方法で問題はないかと自問自答していないと，医師側や医療従事者の権威（パターナリズム）に押されてしまい自分自身の判断もできなくなってしまっているのも現実だと思うのです．このパターナリズムは大病院，有名病院，大学病院という名前だけでも権威として存在している場合があるので注意が必要と思われます．

(M)：総合診療専門医の目指すべき6つのコンピテンシーが日本プライマリ・ケア連合学会から掲げられています．そのなかに「人間中心の医療・ケア」「公益に資する職業規範」などがあります．「人間中心の医療・ケア」の中には，医師は患者自身に対し誠実に敬意を持って接しお互いにコミュニケーションを図り協働・納得しながら医療を提供していくことが唄われております．しかしながらお互いに納得できるとは簡単なことでないことが現場ではわかります．医療の知識に患者と医師間では縮めることのできない医学・医療の教育の違いから生じた医療情報に対する認識や認知の差が生じているからです．それを補うものとして「プロフェッショナル」という医師の職業規範などが云われております．要約すると，患者が医師に対して信頼・信用を預けることに対し，医師は学習者として常に医療技術や医学知識を学び患者に提供していく，ということです．おおよその内容は医師の態度になっています．態度は評価しにくいもので言葉だけの自己満足あるいは主観的評価になる傾向があります．

(G)：しかし，人間ドックなどのように将来の健康増進管理に必要であり上手くいくことで健康達成を夢みる世界が，医療者側と患者側にあり，失敗した時の姿などを想像できていない現実もあるんです．
　プロフェッショナルという聞こえの良い言葉も言葉だけが走り易く，ここに大きな落とし穴があるように感じます．

(G)：その落とし穴をなくすためにはどうしたら良いですか？

(M)：それは患者の側にもやはり医療に対して健康自己管理能力をつけて欲しいと願います．つまり自分で頭を使い常に自問自答しながら考えるということにつきます．

それが大きな医療事故を自ら防ぐことにも，High-value Care を生む力にもなると思います．

(G)：やはり医療者側も一般市民も常日頃から自分の頭で物事を考える習慣を持ち学習者として頑張らないといけないですね．

(M)：お互いにね・・・医師も患者も治療に向かって進むパートナーという関係から High-value Care という医療本来の姿が生まれてくると考えています．

高価値な医療と低価値な医療
High-value Care ＆ Low-value Care

高価値な医療：

　患者との信頼関係を構築し，患者からの問診，視診，身体所見などを丁寧にとる基本的態度が High-value Care を生み出す原点である．患者の診断・治療において上手くいかない場合には原点に返り，再度初期の認知エラーがなかったかどうか問診や身体所見などの情報を確認することが重要であると考える．

低価値な医療：

　直接患者からの情報を得ないで（患者の診療なしに），紹介状や検査結果だけからの情報で診断・治療方針を決定していくのは，初期の認知エラーによる重大なインシデントに陥ることもある．

Glossary

1）認知エラー

　認知エラー (無知・無理解，情報不足など) によるヒューマンエラーのことを言う．多くは対象を認識する際に，対象に対する知識が不足したり，対象を十分に理解していないために見落としてしまうことで起こっている．

2）サルコペニア

　加齢にともなう筋肉量の減少とそれにともなう筋力や運動機能の低下をいう．サルコペニアには加齢のみでおこる原発性サルコペニアと「廃用」，「疾患（臓器不全，悪性腫瘍，炎症性疾患など）」，「低栄養」によっておこる2次性サルコペニアを分けている．筆者は2次性の中にステロイド剤でおこる筋萎縮を「薬剤性」，手術や外傷，精神的ストレスなどの侵襲でひきおこされる筋萎縮を「侵襲性」として便宜上位置づけている．

3）フレイル

　多因子が関与する症候群で生理機能の減退，体力，持久力の低下を基盤として，身体的機能障害や死に対して脆弱性が増した状態．高齢期に生理的予備能が低下することでストレスに対する脆弱性が亢進し，転倒，ADL低下，要介護状態，死亡などの不幸な転帰に陥りやすい状態とされる．

4）パターナリズム

　パターナリズムは「父親主義」「温情主義」「父親的温情主義」とも言われる．もともとは半人前の子供のためにいろいろ世話を焼く父親のことを指している．強い立場にある者が弱い立場の者の意志に反して，弱い立場の者の利益になるという理由から，その行動に介入したり，干渉したりすることである．医療現場においては，「医者と患者の権力関係」がパターナリズムであると指摘されている．

5）総合診療専門医6つのコンピテンシー

　日本プライマリ・ケア学会は総合診療専門医の到達目標として，①人間中心の医療・ケア，②包括的統合アプローチ，③連携重視のマネジメント，④地域指向アプローチ，⑤公益に資する職業規範，⑥診療の場の多様性，を挙げている．

Short Lecture：認識と認知エラー

　物事を認知するということはどういうことだろうか？人間の特徴は言語を駆使し情報を生産し言動を起こすことにある．人間だけの特権だ．この人間だけの特権である言語，情報，認識，概念などの言葉の意味も認知や認知エラーを理解していく上で不可欠である．

　医療においては特に診断的アプローチをしていく上では，得られた患者情報を抽出しカテゴリー化（類型化）あるいは言語化（概念化）していく作業が重要と云われている．カテゴリー化することで患者への認識力は高まっていく．実際に見えない患者像がカテゴリー化することではっきりと認識・理解していくことを筆者も臨床現場では常に経験している．さらに人間の認識能力の方法や行動の理解には，プロトタイプ（典型例），フレーム意味論，スキーマ理論，スクリプト理論（台本）などという考えもある．このような方法で人間は得られた患者情報を言語化（概念化），カテゴリー化することで患者理解や診断学へと利用している．抽出し言語化あるいはカテゴリー化がなされなければ医療の現場は混沌としカオスの世界となる．

　言語化（概念化）あるいはカテゴリー化（類型化）するということは物事を抽象化し概念を作り出しそして認識すると云った言語理解の初歩的な大脳作業と似ている．言語はこの抽象化する作業で概念化され意味づけられている．例えば「犬」を例にとる．「犬」という言語は，小さな犬，赤い犬，寒さに強い犬，昔買っていた犬，忠犬，うるさい犬などの色々な性質や属性を持っているものの集合になっている．それらをひっくるめて「犬」という概念を作り出し言語化している．この認識のあり方，言語化のあり方には注意が必要だ．個々の特徴を切り捨てている可能性があるからだ．

　医療の現場では認知エラーが原因で起こる医療過誤や医療事故も多発している．人間が物事を理解しようとした認識作業である言語化作業やカテゴリー化（類型化）作業に原因があるかもしれない．何故なら個々の特徴を切り捨てる作業が抽象化，言語化の過程にあるからだ．

　仮に類型化・言語化された医学情報で患者の診断を行っていくとする．上手くいく場合は言語化したこと，カテゴリー化（類型化）したことが功を奏している．しかしその方法で診断や治療がうまくいかない現実にぶつかったとする．その場合，どういうふうに対処すればいいのだろうか？多くは文献を探し知識

不足によりうまくいかないのでは，と行動する．もちろんそれで解決する場合もある．しかし解決しない場合もある．問題を多く抱え困難な症例であればあるほどいくら文献を探しても専門医にコンサルトしても解決できない現実がある．この場合認知エラーが起きている可能性がある．例えば，Anchoring bias，Availability bias，Occam's bias（ヒューリスティック），Overconfidence bias などがそうだ[1]．

しかしそのような認知エラーの仕方とはまったく異なる次元の認知エラーがあると考えられる．物事を認識する初期の段階で起こる言語化の誤謬である．この初期の認識のあり方，言語化のあり方は先ほど既述したように個々の特徴を切り捨てている可能性がある．特に患者を観ていく場合には問診から訴えをSQ（Somantic Qualifier）という医学用語に変換しながら整理し理解していくといった知的作業が行われている．その作業に誤謬がある可能性がある．訴えを充分に聞けなかった，引き出せなかったことから起こる可能性がある．それ故に高いコミュニケーション能力が要求される．もうひとつは身体所見だ．身体所見を細かくとり言語化していく作業だ．ここにも落とし穴が十分ある．身体所見は個々人の診察能力にかかっていることもあるからだ．

もうひとつ認知エラーの発生に大きな影響を及ぼしているのが個体差だ．遺伝子レベルや分子レベルでの異常だ．身体所見で認知できている世界はあくまでマクロな世界だ．細胞分子生物学的レベル，遺伝子分子レベルは殆ど認識できない．また血管走行や神経・筋などの個体差など形質の違いなども認識できない．身体所見の言語化にはこういった個々人の特徴，親から譲り受けた遺伝子による違いを切り捨てた言語化であることを認識する必要があるのだ．

仮に困難な症例に遭遇した時には初期の言語化や類型化に見落としがなかったかどうかを基本に戻り確認する必要性がある．つまり問診の取り直しや身体所見の取り直しなど，患者の傍に行き再度原点から再考する必要がある．このことを強く意識しながら患者の診断・治療に従事していくのが大変重要なことになると考える．このことが患者から学ぶということかもしれない．

それを探るために筆者は人間の診断過程における認知のあり方や認知構造を図式化した．特に人間の認識における物事を抽象化することで生まれる概念と言語，さらにその抽象語を用いカテゴリー化（類型化），あるいは言語化されていくという人間の頭脳でおこる認知構造を図式化し，どこの認知作業の段階でどのような認知エラーが起こるのかを考えてみたので紹介する．図は1枚目と2枚目があり，2枚目には初期の認知エラーが起こる過程を枠線で囲んだ．

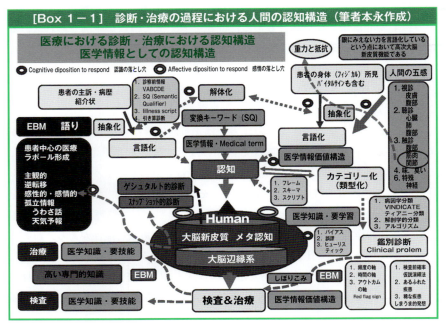

◎は認識の落とし穴と感情の落とし穴が認知エラーが起きる段階と考えている

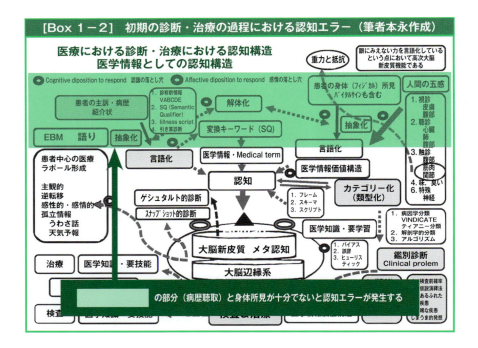

の部分（病歴聴取）と身体所見が十分でないと認知エラーが発生する

Recommendations

・患者からの医学情報は患者の主観的な語りや表現であるため医学的用語に変換し言語化していく知的作業が必要である.

・患者からの医学情報は患者の診察により得られた所見を医学用語に言語化し理解していくという知的作業が必要である.

・初期の患者からの得られる医学情報は抽象化・概念化という言葉を持つ人間特有の認識のあり方に依っているため初期の言語化,類型化作業での「見落とし」(認知エラー)が発生している可能性もある.

・患者の診断・治療の上で上手くいかない場合には,この初期の患者からの情報取得作業に「見落とし」(認知エラー)がなかったどうか再度患者サイドにいき問診や身体所見の取り直しをし,原点から再考していくことは高品質の医療すなわち High-value Care を生み出す原動力となる.

References

1)徳田安春:臨床推論.日本病院総合診療医学会雑誌.2012;3(2):22-27.

2)葛谷雅文,雨海照祥編.栄養・運動で予防するサルコペニア.医歯薬出版株式会社.2013 1st ed:2～4.(サルコペニアの定義,分類などに関することが記述されている)

3)葛谷雅文,雨海照祥編.フレイル-超高齢化社会における最重要課題と予防戦略.医薬出版株式会社 2014 1st ed:2～6.(フレイルの概念と歴史が記述され,フレイルは身体的のみならず,精神心理的さらには社会的フレイル,たとえば認知機能障害,社会的孤立,家縛りなどの問題があり,フレイルを広くとらえる必要性があることを訴えている)

4)葛谷雅文,雨海照祥編.フレイル-超高齢化社会における最重要課題と予防戦略.医歯薬出版株式会社 2014 1st ed:18～22.(フレイル,サルコペニアの診断基準,類似点,相違点などが記述されている)

Highlight

Case 1　Elderly Patients with Common Cold Syndrome who Happen to Be Bed Ridden : a Report on an Error Case Caused by Mistaken Beliefs of Both the Medical Staff and the Patient; "Exercise Therapy Is not Needed."

It is one of the driving forces to reach high-quality care that generalist professionals get medical information through history taking, inspection and physical findings from patients. When they don't put major emphasis on these things, and they make their medical assessment only by a letter of introduction, by the results of CT and MRI scans, or by obtaining medical records from other physicians, without conducting medical actions to their patients directly, they might make mistakes which may develop into a major medical incident. The author insists that generalists should pay careful attention so as not to lose a good relationship and fall into law-value care.

2

身体所見欠如による過剰入院

―思い込みエラー症例（低価値医療）―

□臨床指標 (Clinical Indicator) と■基準 (Criteria)

□ 認知エラーは診察の初期段階（問診と身体診察）で起こる

■ 問診でおきる初期の認知エラーにはどのようなものがあるか

■ 身体所見を正しく取れることが初期段階でおこる認知エラーを防ぐ
  ことになる

CHALLENGE CASE

　総胆管癌術後の75歳の男性．リハ目的にて車椅子にて転院してくる．転院前の病院では3カ月入院していた．患者は入院生活に飽き飽きしている．入院後まもなく主治医からリハビリが依頼される．依頼内容は「手術後で長期寝たきり状態とのこと」である．患者のベッドサイドで診察，診察結果は，すべての動作も可能，筋力低下もなく麻痺などもない．病棟内を歩行させると問題なく歩行可能．特に寝たきりというわけではない．本人と話をした．『できるだけ早く家に帰りたい』『自宅でできる運動を教えて欲しい』と医療に対する希望を話してきた．本人の体力，気力，筋力を考慮し，自宅での運動指導（ホームエクササイズ）を行い翌日退院した．

Tutorial

(総合診療医 G)：症例1と似ていますね！

(指導医 M)：やはりここにも患者とのコミュニケーション不足や身体所見をとらないことからくる情報不足などを感じますね．しばしばありますね．

G：紹介状の内容をそのまま鵜呑みにすること多いですね．Low-value Care の始まりですね．

M：この症例も紹介状には胆管癌術後で合併症が多く ICU で長期間人工呼吸器による治療があったことなど，かなりの重症感を植えつけられる内容があり，長期間のベッド上臥床が続いていたので術後のリハビリをよろしく，との依頼が書かれていましたね．

G：やはり患者の身体診察が重要なんですね．

M：主治医や担当看護師は癌の手術後というイメージで患者をみた可能性が強いですね．総胆管癌・高齢＝重症＝寝たきり＝歩けない・・・こんな感じでイメージが作られていくんですね．おそらく・・・これは作り上げられたイメージですね．ここでも自分で確かめることが基本的に大事なんです．

M：さらに患者自身の疾患に対する思いとか患者自身はどうしたいとかいう希望も聞いてくれてないですね．ここに患者－医師あるいは医療従事者間のコミュニケーションが欠けていることを感じます．基本的に話を聞くだけで方向性を立てられ解決の方向へと進むこともあるんですね．

G：ホームエクササイズが指導できることが素晴らしいですね．

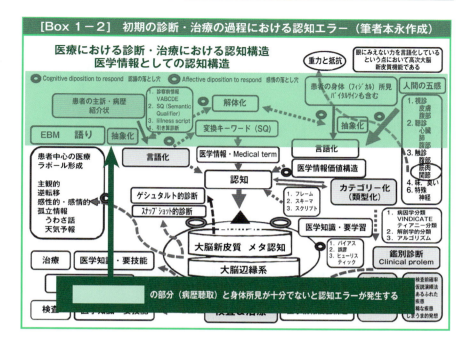

M：その通り・・・患者はより多くの薬を貰うことを希望していませんし，どちらかというと食事や栄養，それに日々の暮らしの中で運動療法をどのように健康維持や増進のために生かしたらよいのかを希望しているんです．それに応えるという意味でホームエクササイズが指導できればプライマリ・ケアの武器になりますよ．

G：確かに，そうなりたいものです．なれますか？

M：もちろん出来ますよ．不断の学習と患者の役に立ちたいという心意気があれば絶対に大丈夫です‥簡単なベッドサイド徒手筋力検査[1]を実施し，それから得られる情報を駆使し情報を組み立てて考えていけば暮らしの知恵として運動療法を指示できる指導者になれます．ホームエクササイズを患者の身体機能に合わせて指導できるようになることはHigh-value Careを生む原動力になりますね．

高価値な医療と低価値な医療
High-value Care & Low-value Care

高価値な医療：

　今回のように徒手筋力検査を通して患者の身体所見を正しくとり，さらにホームエクササイズの生活指導までできたことは患者にとってはまさに満足度の高い高価値医療になる．

低価値な医療：

　患者の診察もなく，退院可能な高齢者が入院をさせられることは医療の無駄遣いです．忙しい医療現場では起こりがちな現象です．日頃から患者の要望や診察に重きを置く医療者としての態度が欠如すると低価値医療に転じる．

Glossary

1）簡単ベッドサイド徒手筋力検査[1]

　サルコペニアやフレイルの多い高齢者さらにはベッド上臥床や車いす座位の姿勢の多い高齢者入院患者の筋力を検査するために考案された簡易筋力評価方法．

Short Lecture：ベッドサイドにおける簡易徒手筋力検査[1]

　筆者がサルコペニアやフレイルの多い高齢者さらにはベッド上臥床や車いす座位の姿勢の多い高齢者入院患者の筋力を検査するために考案し，「ベッドサイドにおける簡易徒手筋力評価法」として 2014 年 5 月 11 日第 5 回日本プライマリ・ケア連合学会学術大会岡山で発表した．人体の運動の種類は全部で79 種類，また人間の身体には筋肉の数は 237 筋存在している．筋力評価は

ベッド上臥床の肢位か車椅子座位の姿勢の多い高齢者を想定し，その肢位や姿勢での運動を想定し独自のものを作成した．運動で表現したものは頸部筋と体幹筋・呼吸筋，握力の5項目を選びその他は運動に関与する中で主動筋を選び抽象化し言語化した（例えば肩関節挙上→三角筋，股関節屈曲→腸腰筋）．237筋から運動で表現したものは5項目，筋名で表現したものは13項目，合計18項目とした．ベッドサイドではこの18項目を評価することとした．後に頭部屈筋は殆ど臨床価値が少ないことからこの筋力評価項目から外し現在全部で17項目の簡易徒手筋力検査として位置付け活用している．

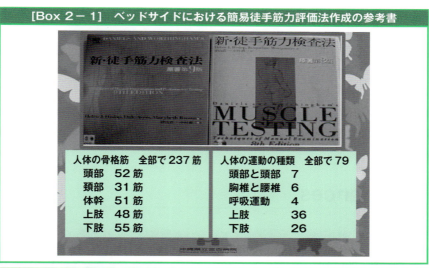

Recommendations

・問診や身体所見から得られる患者情報は認知エラーを防ぐという意味でも大変重要である.

・簡易徒手筋力検査という少ないカテゴリー化された方法での患者情報は大変臨床で役立ち,経費もかからず場所も患者のベッドサイドで行われるため,その習得は有用な高価値医療を生み出す.

・さらに徒手筋力検査から得た医学情報から運動トレーニング方法へと変換させ,生活の場でのホームエクササイズとして活用できればさらに高価値医療としてレベルアップできる.

References

1)本永英治,杉田周一:ベッドサイドにおける簡易徒手筋力評価の有用性−簡易検査法としての考察.第5回日本プライマリ・ケア連合学会学術大会プログラム抄録集　2014;May Okayama:p292.(ベッドサイドにおける体位を考慮した簡易徒手筋力検査法を考案し,その臨床的意義と有用性を紹介)

Highlight

Case 2　A Report on an Error Case of a Patient who Experienced an Excessive Hospitalization Stay without Getting Proper Clinical Examinations

In clinical practice, simplified manual muscle power tests can provide a useful way of getting a patient's information due to the small number of categories. Generalists can do carry them out near a patient's bedside without high medical costs so that they can reach high-value care by mastering the technical procedures of the tests. These tests can even be carried out at in the patient's home environment which further reduces costs. Generalists should be acquire mastery of these tests.

3

高齢者パーキンソン病の
ヤール5は真か否か

― 情報不足（低価値医療）―

□臨床指標 (Clinical Indicator) と■基準 (Criteria)

□ パーキンソン病のヤール分類
- ■ 日内変動あるので詳細な問診と繰り返しの診察が必要
- ■ 廃用症候群による ADL の低下を見落とす可能性がある

CHALLENGE CASE

82歳男性，長年農業に従事．既往に腰部脊柱管狭窄症有り．

他院よりパーキンソン病の治療と抗パーキンソン病薬の調整目的にて来院する．約1ヶ月前より歩行困難（3m歩くのに30分かかる）となっている，とのことで車椅子使用，移乗動作全介助の状況であった．抗パ剤としてメネシット®（1錠100mg）3錠分3の他，降圧剤2種類などが処方されていた．介護保健は要介護1．

初診外来では ADL 全介助の状態なので介護3に区分変更しサービスを手厚くしようとの地域連携室を通しての対応がなされていた．

その1か月後に私の外来にて診察することとなった．ADL の状況から仮にパーキンソン病とするとヤール5．下肢筋力は MMT 3+，下腿筋（下腿三頭筋，大腿四頭筋，臀筋）の筋萎縮+，右手振戦+，手関節部筋固縮+，膝関節部筋固縮+，マイヤーソン徴候+[1] などの所見が得られた．下肢の深部腱反射は低下または消失していた．

頭部 MRI では脳室周囲，前頭葉皮質下，両側基底核に虚血性変化+，脳萎縮+．

第一印象としては脳血管性パーキンソニズム[2] に脊柱管狭窄症による両下肢筋筋萎縮，筋力低下が考えられた．もうひとつは介助者である妻が腰痛で介護できなくなっている，とのことで日常動作が困難となり低運動，廃用症候群からくる下肢関節拘縮傾向，体幹全体の硬さなどの影響も大きく身体機能低下の原因になっていることが考えられた．

CHALLENGE CASE

付き添いのヘルパーにホームエクササイズを指導した．
指導内容は以下の通り．
　　抗重力体操（立位訓練，歩行器による立位訓練など）
　　柔軟体操・ストレッチ体操（特に筋固縮，ROM制限のある股関節，膝関節，足関節）
　　MMT 3 としての自動運動（仰臥位，側臥位，座位での自動運動）
　　抗パ剤の変更なし
　1か月後に来院，介助歩行で来院した．動作緩慢が改善し下肢筋力は3＋から4±へと改善した．介助歩行もスムーズであった．
　ホームエクササイズの指示を出してから2か月後の外来，介助歩行はさらに良くなり軽介助から監視での歩行となっていた．上肢機能も改善し，食事介助から食事自立となっていた．
　ホームエクササイズの指示を出してから5か月後の外来，杖歩行自立にて来院した．起居動作もできておりパーキンソン病ヤール5の状態を脱しているようにみえた．現在，杖歩行は見守り，ADLは軽介助〜見守り，IADLは介助の状態である．パーキンソニズムの悪化もなく筋力も維持されていた．

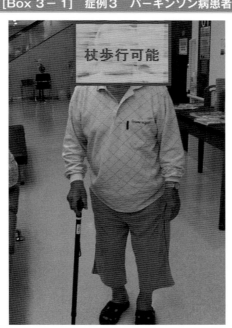

[Box 3-1] 症例3　パーキンソン病患者

Tutorial

(総合診療医 G)：この症例の問題は何ですか？

(指導医 M)：介護の必要な患者のサポート体制のあり方です．
現在の日本の社会は高齢化社会を迎え，介護を必要とする高齢者が増えています．
そしてその介護を必要とする高齢者対策として介護保険制度というのがあります．
　介護保険の主な目的は身体機能や認知機能の低下した高齢者を寝たきりにならないように地域や社会でサポートしていこうというもので，ケアマネージャーという介護専門職がコーディネーターとなり家屋の改修や ADL 低下予防を兼ねたリハビリ，ヘルパーなどの導入など患者の機能低下に応じた多くのサポート体制を構築していきます．

G：素晴らしいサポート体制ですね！何が問題でしょうか？

M：介護保険料とかサービスメニューに料金がかかるとかそういう経済的な問題にはとりあえず目を伏せます．目の前の機能低下した患者は「点」の側面であるということです．パーキンソン病の悪化に伴う薬物調整目的紹介ということでしたね．目の前の患者はパーキンゾニズム（筋固縮や姿勢反射障害など）を呈した患者がほぼ全介助の状況であるという現象です．パーキンソン病が進行しヤール 5 の状態になったと診察の結果判断したわけです．次への転換は介護保険サービスの利用へと頭が機能したわけです．

G：ありがちですね．私もそういう行動をとりそうな気がします．

M：私はこの方のこれまでの暮らしが頭に浮かびました．長年キビ作農家で働いてきた元気者爺さんが，高齢虚弱化に加えパーキンゾニズムを合併した状況です．長年農業に従事してきた高齢者の多くは脊椎や関節に大きな負荷を受け現在に至っており，その影響は多くは脊柱管狭窄症という形で下肢機能に影響しています．目の前に患者はパーキンソニズムのみが症状ではなく複合した状態が絡み合っているのです．そして妻が腰痛で動けなくなり，本人の生活

動作が低下し運動量が低下していったという時間の流れがあるのです．決して「点」の存在ではなく時間的存在なのです．

G：診察から何に気づかれたのですか？

M：まずは股関節の固さです．関節可動域が制限されていました．さらには膝関節も同様でした．また体幹も同じです．関節が固いと筋力が十分に発揮できません．元来腰部脊柱管狭窄症で下肢筋力も低下してきた患者ならそれだけ（関節可動域の制限）で歩けなくなったり動作が困難になったりするだろう，という予測です．

M：そこにアプローチできないかということです．最初からパーキンソン病の進行を考えずに低運動症候群の中で特に関節可動域制限に焦点をあてたわけです．

G：それでどういうアドバイスをされたのですか？

M：熱心なヘルパーが介護保険サービスで導入されていましたし，ディサービスを受けているので介護職員も患者に関わっていました．ちょうど外来にも同席していたので自宅でできる簡単な可動域訓練を指導したわけです．さらに立位訓練の方法なども指導しました．

G：ホームエクササイズの指導ですね！

M：そして2週間後の外来を予約しました．予測どおり動作の改善がみられていました．歩いて入ってきたのです．まるで別人でした．つまりパーキンソン病の進行で身体機能が低下したわけではなかったのです．私自身はパーキンソン病の方が風邪を合併したり，食欲低下をきっかけに次第に筋力が低下し一見パーキンソン病のヤール5に陥ったかのように思われた症例を何例か経験しています．パーキンソン病は病名のみで寝たきりという疾患イメージができやすいので特に注意が必要です．

G：「点」をみている自分に常に気づかないといけないですね．

M：そういうことです．

高価値な医療と低価値な医療
High-value Care & Low-value Care

高価値医療：

　患者背景や患者の生活歴などを重視しながら歴史的存在として患者自身の身体状況を考えることは，目の前の患者の症状のみで判断していくことで生じやすい認知エラーを防ぐことになり高価値医療を生み出すことになる．家庭医の目標の中に人間中心の医療の提供を掲げているが，その中に継続性という時間の流れで患者を診ていくことが如何に重要であるか唱っている．

低価値医療：

　主治医として患者を歴史的な存在と見なさず，自分では今ある社会資源を有効に利用して診療や医療サービスを行っていても，初期評価が間違っていれば結果的には患者の幸せに繋がらない医療を提供したことになり得ることを知る必要がある．

Glossary

1）マイヤーソン徴候

　眉間をハンマーや指で軽く叩くと，正常では両側眼輪筋の収縮すなわち瞬目（しゅんもく，まばたきのこと）が起こる．これを眉間反射（glabellar reflex）という．これを何度も行ううちに眼輪筋の収縮は弱くなり，数回のうちに収縮しなくなるのが正常の反応である．しかしパーキンソン症候群などの場合この反射が亢進し，何度叩いても瞬目が起こるようになる．これをマイヤーソン徴候と呼ぶ．

2）脳血管性パーキンソニズム[1]

　脳血管性パーキンソニズムは，基底核の多発性小梗塞や大脳皮質下白質の広範な梗塞などで生じやすく，前頭葉と線条体との連絡が障害されるためにその症候が出現する機序が想定されている．その中核症状は，歩行障害すなわち，

左右に足を広げた（開脚）小刻み歩行やすくみ足である．表情の乏しさや上肢の運動障害が軽度であることから，lower half/body parkinsonism とも呼ばれる．抗パーキンソン病薬の効果は乏しく，脳梗塞の再発・進展の予防が治療の主眼となる．

Short Lecture 修正版　パーキンソン病ヤール分類：改訂版[2]

Modified Hoehn-Yahr 重症度分類

- 0 ：パーキンソニズムなし
- 1 ：一側性パーキンソニズム
- 1.5：一側性パーキンソニズム ＋ 体幹障害（neck rigidity）
- 2 ：両側パーキンソニズムだが姿勢反射障害なし
- 2.5：軽度両側パーキンソニズム ＋ 後方突進があるが自分で立ち直れる
- 3 ：軽～中等度のパーキンソニズム ＋ 姿勢反射障害　身体的には介助不要
- 4 ：高度のパーキンソニズム，歩行は介助なしでなんとか可能
- 5 ：介助なしでは，車椅子またはベッドに寝たきり（介助でも歩行は困難）

ヤール分類では 3 以上は特定疾患として認定される．

Recommendations

・パーキンソン病やパーキンソン症候群の患者の身体状況が悪化した時には疾患の進行を考える前に経過の中で低運動症候群や廃用症候群の合併はなかったかどうか考慮していく必要がある．

・神経難病であるパーキンソン病患者は身体機能低下や ADL 低下がみられた場合には，疾患の進行を考え，安易な抗パーキンソン病薬の増量や社会資源の利用したサービスを考える前にホームエクササイズで身体状況の改善が図れるように運動療法の知識取得が望まれる．

References

1) 高橋 裕秀, 篠原 幸人. 脳血管性パーキンソニズム. 日本内科学会雑誌 Vol. 92 (2003), No. 8 ; P 1472-1478 .

2) Goets CG, Poewe W, Rascol O, et al.: Movement disorder society task force report on the Hoehn and Yahr staging scale: status and recommendations. Mov Disord 19 : 1020-1028, 2004.

Highlight

Case 3　A Report on an Error Case of a Patient with Parkinson Disease Who Had Insufficient Information Concerning Yahr Classification

When a patient's physical status is worsening, generalists should consider whether he has complications of a low movement syndrome or a disuse syndrome in the process before coming to any conclusions about his disease progression. Generalists must pay careful attention not to add any anti-Parkinson disease drugs before considering the above, and should attempt to remove any inhibitory factors such as joint contracture or low movement.

Generalists must refrain from prescribing anti-Parkinson disease drugs too easily or from utilizing social resources needlessly, which may deny patients the best chance of improvement.

4 過去カルテサマリーがないことで起こる低価値医療

―情報不足―

■臨床指標 (Clinical Indicator) と■基準 (Criteria)

□ 繰り返す急性多発関節炎と結晶誘発性関節炎（CPPD）[1]・偽痛風
  ■ 偽痛風とは：どうやって診断する－偏光顕微鏡にてピロリン酸カルシウム結晶を証明する
□ 高齢患者の特徴は
  ■ 多臓器疾患の合併が多く既往歴も長く病名も多いので中間サマリなどが必要
  ■ 高齢者総合評価を通して患者の全体像を把握するように努める

CHALLENGE CASE

86歳，男性，高熱，多発関節腫脹を主訴に老人介護施設から紹介された．全身痛で身動きできない状態であった．救急室で発熱の原因究明が始まった．身体所見で頸部痛，左手・肘関節に発赤腫脹，左足・右膝関節発赤腫脹など多発関節腫脹が認められた．採血，血培，尿検査，尿培，胸部レントゲン，胸部CT，頸椎CTなどが施行された．写真提供

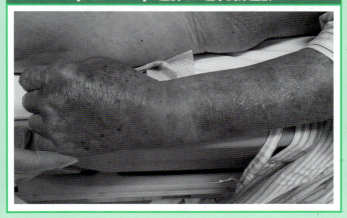

[Box 4－1] 症例4 左手関節腫脹

Tutorial

(指導医 M)：高齢者の特徴は？

(総合診療医 G)：多臓器疾患を合併していること・・・

M：それだけですか・・・

G：認知機能低下，尿失禁などの排尿障害の合併，サルコペニアに伴う筋力低下のため ADL や IADL の低下もよくみられますね．

M：そうですね，様々な問題を抱えているのが特徴的なのでアプローチが難しいですね．常に BPS（生物心理社会モデル）[2] の視点をもちながらアプローチするのも重要なことですね．また一刻を争う救急室と外来ではアプローチの方法論も異なりますね．

G：現病歴と身体所見は不可欠ですね．しかしコミュニケーションのとりにくい高齢者は現病歴だけでも時間がかかり今回のような場合，患者の全体像がつかみにくいという特徴があります．

M：そうなんです．過去の診療録は大変重要ですが，忙しい救急室で過去診療録に目を通すのは結構大変ですよね．何か工夫がありますか？

G：サマリーが必要ですね．

M：多くの臨床的問題が一目みてわかるようなサマリーが必要ですね．

G：今回の症例の入院病名をまとめてみると次のようになりました．

既往歴のまとめ
1. 急性心筋梗塞
2. 脂質異常症

> 3. 関節リウマチ /RS3PE
> 4. 右内頚動脈閉塞
> 5. ウィルス性髄膜炎
> 6. 腹部動脈瘤，右総腸骨動脈瘤－ステント植え込み術後
> 7. 急性結晶誘発性関節炎（acute CPP attack）
> 8. 白内障術後
> 9. 下腿蜂窩織炎
> 10. 腰部脊柱管狭窄症
> 11. 変形性頚椎症
> 12. 頚椎 C5/C6 椎間板ヘルニア
> 13. 右肘部管症候群（右尺骨神経移行術後）
> 14. 緑内障
> 15. 逆流性食道炎
> 16. 脳血管性認知症
> 17. 大腸ポリープ

G：臨床的問題だけでも整理するのに大変です．

M：そうなんですね．救急室では BPS アプローチなんていっていられない
ですよね．しかしこのような問題疾患名リストやサマリーがあれば早期に治療
方針に役立ちますね．診断へのアプローチが効率的にでき治療方針も早期に
立てられますね．

G：診療録の中に中間サマリとして主治医はまとめておくと効率の良い診断・
治療へ進んでいくんですね．

M：今回の多くあるリストの中で重要なものは・・

G：関節リウマチ /RS3PE，急性結晶誘発性関節炎（acute CPP attack）
下腿蜂窩織炎，腰部脊柱管狭窄症，変形性頚椎症，頚椎 C5/C6 椎間板ヘルニア
右肘部管症候群（右尺骨神経移行術後），脳血管性認知症，などですかね．

M：その中でも急性結晶誘発性関節炎（acute CPP attack）は重要ですね．過去にも同じようなエピソードで来院していることが解りましたね．このことが情報として入っていれば，右膝関節腫脹（関節液あり）に対して早急に関節液穿刺を行い，クリスタル誘発性関節炎（CPPD）かどうかの検査を優先することができますね．

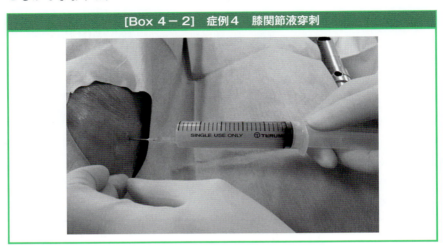

[Box 4−2] 症例4　膝関節液穿刺

G：クリスタル誘発性関節炎（CPPD）の証明はどうするのですか？

M：偏光顕微鏡を用い検査することができます．白血球に貪食されている結晶をみつければかなり強い確証が得られます．

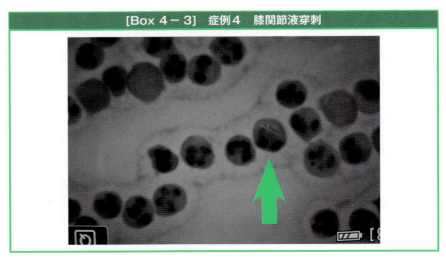

[Box 4−3] 症例4　膝関節液穿刺

G：なるほど！そうなると早期に診断・治療へのアプローチができますね.

M：問題は感染性関節炎の合併の有無ですね.これも関節液をグラム染色で染め顕鏡すれば凡その判断ができると思います.症状が強く細菌性を疑う所見,敗血症を思わせる所見や検査結果があれば慎重に治療を進めていくことができます.

　この場合は抗生物質を予防的に投与しながら CPPD に対する診断・治療を進め,関節液培養の結果をみてから抗生物質を中止するかどうか判断していくことになります.

　多くの臨床的問題を持つ高齢者の場合には,疾患のサマリーを診療録や電子カルテに残しておくこと,CPPD を疑った場合には偏光顕微鏡で関節液を顕鏡すれば診断・治療が早期に絞れて効率の良い診療に繋がりますね.

G：わかりました.日頃から患者のカルテは中間サマリを作成することが患者の High-value Care に繋がるんですね.また CPPD を疑った場合には偏光顕微鏡で顕鏡する習慣と技術を身につけることも High-value Care に繋がるんですね.

M：今回は診療録にサマリーがなかったことが診断・治療に至るまでに時間がかかり,頚椎 CT 検査など多くの不必要な検査をしたことになりました.

高価値な医療と低価値な医療
High-value Care ＆ Low-value Care

高価値医療：

　紙カルテや電子カルテに患者のサマリが記載されていることは,多くの問題を抱える高齢者患者の診断と治療において高品質医療の提供に寄与するという意味で重要である.

　偽痛風患者の場合,できるだけ早期に自分の眼で顕微鏡を使用した検査ができ診断と治療の方向性を打ち出すことは,High-value Care として位置付けられる.

高齢者患者を診療していく際には BPS モデルを用い幅広い視野に立った介入をしていくことは High-value Care に繋がる.

低価値医療:

　診療録に患者サマリーがないことは患者の医学的情報収集が遅くなり, またサマリーがあったとしてもそれを参考にしない診療のあり方は, 診断効率が低下し, 同じ検査の繰り返しなど医療費の増大を生み, 患者自身にも負担が生じる.

Glossary

1) CPPD (Calcium Pyrophosphate Deposition Disease) [1]

　ピロリン酸カルシウム結晶 (calcium pyrophosphate 結晶) のことを「CPP crystals」と命名し, これによる急性関節炎を「acute CPP crystal arthritis」, 慢性関節炎は「chronic CPP crystal arthritis」と呼んでいる. 以前は偽痛風と呼んでいたが, 最近定義が変わり 2011 年に EULAR (European League against Rheumatism) で CPPD と正式に命名されている.

2) BPS [2]

　生物心理社会モデルといい患者を診ていく場合に, 疾患だけを診ていくのではなく患者の心理や生活背景そして家族との関わりなどを考えアプローチしていくという考え. BPS の略は Bio Psycho Social. つまり患者さんを, Bio：医学的, Psycho：精神・心理的, Social：社会的 の三つの 視点で捉えて介入をしていくという考え方.

3) RS3PE

　1985 年に McCarty らにより提唱された疾患. remitting seronegative symmetrical synovitis with pitting edema (自然に良くなる傾向のある, 圧痕を伴う浮腫を伴う血清反応陰性の対称性滑膜炎) の頭文字をとって RS3PE 症候群と命名された.

Short Lecture：偽痛風（CPPD）の正体

　CPP crystals は軟骨細胞内外の ATP が分解され作られる．軟骨細胞内で ATP から細胞内ピロリン酸（inorganic pyrophosphate）が作られる．また軟骨細胞は articular cartilage vesicles といわれる膜小胞（exosome）サイズの vesicle を細胞周囲に分泌しここが結晶沈着の場となり CPP crystals が出来る．軟骨細胞のリンの出入りは ANKH（murine progressive ankyloses gene の蛋白産物のヒト類似体）という膜蛋白で制御されている．細胞内ピロリン酸（inorganic pyrophosphate）は膜 ANKH を介して細胞外に出る．

　また軟骨細胞内だけでなく細胞外 ATP も軟骨細胞膜の ENPP1（ectonucleotide pyrophosphatase 1）により細胞外ピロリン酸（outorganic pyrophosphate）に変換され細胞外の pyrophosphate に Ca が結合して結晶が作られる．つまり CPP crystals は軟骨細胞内外の ATP を原料として pyrophosphate から作られている．軟骨以外の組織にはめったに CPP crystal は形成されないといわれている．

[Box 4-4] CPPD の細胞内外における分子機構

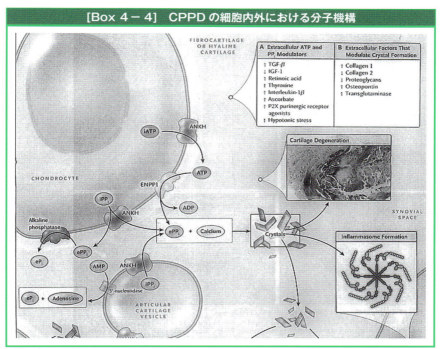

文献 1（Ann K.Rosenthal,M.D. Calcium Pyrophosphate Deposition Disease：The New England Journal of Medicine 2016;374 ;26:P2578）より

Recommendations

・何度も入退院を繰り返している高齢者は単一の原因で入院しているのではなく多くの臓器異常に伴う幾つもの疾病で入院している.

・高齢者患者は多臓器疾患の合併,認知,ポリファーマシー,家族の問題など高齢者特有の問題が混沌として可視化できない程絡み合っている.電子カルテの過去診療録や中間サマリー,入院歴・退院サマリーを確認することはHigh-value Care を進める上で重要なことである.

・高齢者の CPPD(CCP 結晶関節炎)は繰り返し起こっているケースが多く,早期にその既往歴などの医療情報を収集し,関節穿刺,関節液の顕鏡(グラム染色,偏光顕微鏡による確認)検査を施行し早期診断と治療にあたり患者の苦痛を早期に取り除くことができる.

References

1) Rosenthal AK. Calcium pyrophosphate deposition disease . New England Journal of Medicine. 2016;374 ;26:2575-2584.

2) 横谷省治. 生物心理社会モデル:日本プライマリ・ケア連合学会 基本研修ハンドブック 2012 , 南山堂 , 57-62.

Highlight

Case 4   Low-value Care
Caused by Lack of Past Medical Information; Lack of Information

Elderly patients are often found with calcium pyrophosphate crystal arthritis. Generalists should collect past medical information such as past medical history in the early stages. When generalists conduct patient management in the early stages by tests such as arthrocentesis, and observe joint fluid on microscope which is confirmed by gram stain and polarized microscope, they will be able to relieve the suffering of their patients as soon as possible.

第2章

コモンディジーズ過用症候群と
高齢者サルコペニア患者の
運動療法を学ぶ症例

5 日常ベッドサイドで遭遇する上腕骨外顆炎

6 日常遭遇する上腕骨内顆炎

7 日常外来にて遭遇する浅指屈筋腱付着部炎

8 脳梗塞による右不全麻痺に合併した大腿四頭筋付着部炎

9 サルコペニック・オベシティに伴う大腿四頭筋付着部炎

10 階段昇降で発症した大腿筋付着部炎

11 ベッド上安静でも起こる肩・肘・手関節炎など

12 忍びよる原発性サルコペニア

13 肉体労働者に合併しやすい骨関節疾患

14 ポストポリオ症候群

15 運動不足が引き起こすサルコペニア

16 高齢肥満者に頻繁にみられる過用症候群

17 頸椎症性神経根症と上肢筋力低下

5 日常ベッドサイドで遭遇する上腕骨外顆炎

□臨床指標 (Clinical Indicator) と■基準 (Criteria)

□ 高齢者入院患者で前腕〜肘関節外顆部が腫れている場合に考える疾患
  - ■ サルコペニアなど筋力低下した高齢者や頸髄症や頸部神経根症による上肢筋力低下や握力低下を伴う場合によく起こる
  - ■ 筋付着部炎であることが多い
  - ■ どのような状況で起こり得るか

□ なぜ上肢筋力低下があると付着部炎を起こすか
  - ■ 過用症候群である
  - ■ 遠心性筋収縮が引き起こす原因となる

CHALLENGE CASE

90歳高齢者 男性．完全房室ブロックにてペースメーカー植え込み術が施行された．術後ベッド上安静にしていたが左手関節，肘関節部腫脹があり拘縮予防目的で紹介された．普段は家の中や家の周囲を押し車で移動し，トイレ・入浴動作などの屋内 ADL はほぼ自立しているとのことであった．既往に頸髄症があり頸椎手術が施行されていた．四肢筋を観察すると四肢筋は全体的に筋萎縮が著明で，両肘関節は軽度屈曲拘縮が認められ，両手指の MP・PIP・DIP 関節は屈曲拘縮変形が認められた．

[Box 5－1] 症例5 前腕筋萎縮と手指変形

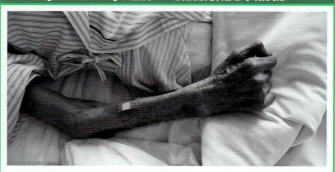

CHALLENGE CASE

　特に両側上腕・前腕筋の筋萎縮，両側手内筋の骨間筋萎縮は著明であった．左上肢は手を挙げられない程に痛がっていた．一見上肢挙上が困難なので肩の痛みと間違えるほど激しい痛みであった．

　診察すると肩関節は特に痛みもなく可動域制限なし，左肘外顆部に圧痛と発赤・腫脹はあるが水平運動（肘関節部を支える無重力肢位＝ MMT　2 レベル運動）では痛みなく肘関節屈曲・伸展運動は可能であった．

[Box 5－2]　症例5　左上腕骨外顆部の腫脹

左上腕骨外顆炎

　徒手筋力検査評価は以下に示す．
　〈ベッドサイド徒手筋力検査〉
　　　頚部筋
　　　　頚部屈筋　　MMT　3
　　　体幹筋
　　　　腹筋　　　　MMT　3 －
　　　　横隔膜　　　MMT　4 ＋
　　　上肢・下肢筋
　　　　全体的に左右共に MMT　3 ＋

Tutorial

(総合診療医 G)：術後に安静臥床していたはずなのに，なぜ左肘外顆部が腫れたのですか？

(指導医 M)：このような症例は気をつけてみていると結構ありますね．

G：どのような状況で起こっていますか？

M：上腕骨外顆炎[1,2]とは一般的にはスポーツ選手に多く特にテニス選手に多いのでテニス肘として知られています．テニス選手がバックハンドでボールを打ち返す動作を何度も繰り返すと引き起こすとされています．

G：筋疲労が起きたのですか？

M：強い筋収縮が起きたり，繰り返しの筋収縮による筋疲労のため起きたりするとされています．また筋収縮でも遠心性筋収縮で起きると云われています．

G：筋肉の収縮にも種類があるのですか？

M：身体の体幹に向かう運動は求心性筋収縮と呼ばれ，体幹から離れていくような運動は遠心性筋収縮と呼ばれています．上腕二頭筋(肘屈曲運動の主動筋)を例にとり考えてみましょう．手に重りを持ち肘屈曲する運動が体幹に向かう運動で，その時に上腕二頭筋は求心性筋収縮をしています．逆に重りを持ち屈曲した状態から肘伸展運動をする場合には，上腕二頭筋は遠心性筋収縮をしています．

G：なるほど・・・

M：遠心性筋収縮の場合，筋繊維が伸長されながら強い力がかかると筋の付着部や起始部に負荷がかかります．強い力（負荷）に対して自身の筋力が

十分強い場合問題はありませんが，筋力が強い力よりも弱い場合や繰り返しの運動負荷で筋疲労を起こしている場合には筋付着部に筋断裂や剥離骨折が起こります．

[Box 5−3] 筋長と張力との関係[3]

筋長と張力の関係

Length-tension relationships という概念があり
Muscles lengths の 70-110%の時に最大張力が得られる．
↓
その時に力が最も働く
↓
張筋が伸縮される運動は遠位性筋収縮の時
↓
Resting Length の 200%で筋の断裂が起こる

G：テニス肘の場合は？

M：バックハンドで打ち返す肢位を考えてみてください．特に強いスピードでテニスボールが来る場合です．

G：肘は伸展した状態，手関節は中間位でスピードボールに負けないように強い収縮をしながら打ち返していますね．

M：その状態が上腕二頭筋と手関節伸筋の遠心性筋収縮の状態です．筋力が弱いとボールを打ち返すことができずにスピードボールに押されながらコートの外に飛んでいきますね．大きな負荷が手関節伸筋にかかっていることが理解できますね．

G：手関節伸筋の起始部は上腕骨外顆ですね．それで上腕骨外顆部に筋断裂が起こり炎症を引き起こすんですね．

M：その通り．

G：鍛え抜かれたスポーツ選手の筋力は徒手筋力検査（MMT）では5＋レベルでしょう．それでも強い力がかかると筋繊維は断裂を引き起こすし，また繰り返しの動作で筋疲労が起こっている場合には筋力が低下し通常の負荷でも持ちこたえられなくなるということですね．ベッド上で安静にしていた高齢者の方に何が起きたのでしょうか？

M：この症例の場合，筋力は MMT3 レベルですが，手指は屈曲変形し手内筋は筋萎縮が著明でしたね．手内筋が萎縮すると握力は相当低下します．また握力は上肢筋全体の筋収縮でも起こりますので上肢全体が筋力低下すると握力が弱くなります．

G：その弱い握力でベッドから起きようと何度も柵を掴まえたり床を押したりしたと思われます．また立位訓練の際に，弱い握力で懸命に平行棒を掴み身体を支えたり，杖の先を握ったまま押し続けた（遠心性筋収縮）と思われます．

M：そういう入院ベッド上での状況から上腕骨外顆炎が起こってくると考えています．

G：手の握力が弱いとか下肢筋力が低下し立位が不安定だと相対的に肘や肩の筋肉を使おうと代償機転を働かせますが，その筋力が弱いと過用状態になるんですね．対策としては外顆炎に対しては NSAID や安静，そしてベッド上動作は電動ベッド利用で起き上がり動作に対応し，移乗では軽介助，移動は歩行器を使用し，炎症がおさまれば筋力に応じた筋力トレーニングを考えてあげることが必要になりますね．

M：できますか？まさに High-value Care ですよ！

高価値な医療と低価値な医療
High-value Care & Low-value Care

高価値な医療：

　筋力低下した高齢者が入院してくると過用症候群による筋付着部炎，偽痛風関節炎が引き起こされやすくなるので，その過用を引き起こしている動作を避けるようなアドバイスができれば付着部炎や偽痛風関節炎のストレスを防ぐことができる．

低価値な医療：

　筋力低下の高齢者は過用による筋付着部炎，偽痛風関節炎を起こしやすくなることを考えることもなく，発熱，関節部腫脹がみられたら，マニュアル的に発熱精査で血液培養，尿培養，血液尿検査，レントゲンをし，抗生物質点滴による治療を行うような治療法は低価値医療といわざるを得ない．

Glossary

1）上腕骨外顆部

　上腕骨外顆部には手関節伸筋群の腱が付着している．腕橈骨筋，長橈側手根伸筋，短長橈側手根伸筋，総指伸筋，小指伸筋，尺側手根伸筋，回外筋などが手関節伸筋群である．代表的な総指伸筋の上腕骨外顆部付着部を図に示す．

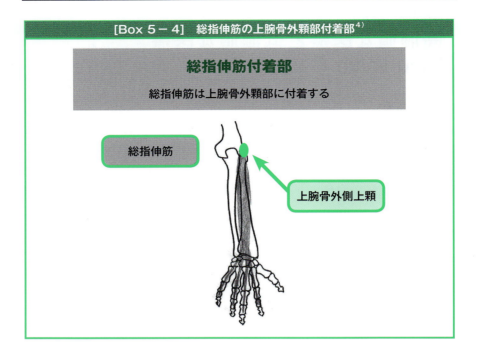

Short Lecture：上腕骨外顆炎[1,2]

　上腕骨外顆炎は，腕の筋肉や腱，そして腱と骨の付着部の慢性炎症のことで，一般には「テニス肘」とも呼ばれている．

　上腕骨外顆炎かどうかを診断するには，簡単なテストを行う．以下の3つの検査が一般に用いられている．すべての検査で肘外側から前腕にかけての痛みを感じたら，上腕骨外顆炎だと診断される．

（1）Thomsen テスト

まず腕は伸ばした状態で，自分は手首を伸ばす方向に力を入れ，逆に他者からは手首を曲げる方向に力を加えてもらう．

（2）Chair テスト

肘を伸ばしたままの状態で，片手で椅子などを持ち上げる．

（3）中指伸展テスト

自分は腕を伸ばした状態で，他者から中指だけを上から押してもらい，それに抵抗して中指を伸ばす方向に力を入れる．

Recommendations

・高齢入院患者はサルコペニアなどによる筋力低下を特徴的に合併している．その中に上肢筋筋萎縮や手内筋筋萎縮がみられることが多く，手内筋筋萎縮を有する場合は握力が弱いのも特徴的である．

・また上肢筋筋力低下の原因に頸椎神経根症や頸髄症などの神経麻痺などもしばしばある．その場合には加齢に伴う筋力低下と神経原性筋力低下が合併していることがあり，このことを視野に入れた診療が必要である．

・高齢者上腕骨外顆炎とは筋付着部炎のことで，偽痛風関節炎と類似しているが相違がある．CPPD 関節炎ではない．しかしいずれも起こってくる背景に筋力低下や変形性関節症などの合併があるので身体所見をとる際にはそのことに着眼すると診断し易くなる．

References

1) Jayanthi,N et al: Epicondylitis(tennis and golf elbow). UpToDate 2015.

2) Smedt TD et al: Lateral epicondylitis in tennis: update on aetiology, biomechanics and treatment. Br J Sports Med. 2007; 41: 816-819.

3) Houglum PA, Bertori DB, 原著. 統括監訳者 武田功, 他4名：ブルンストローム臨床運動学　原著第6版. 医歯薬出版株式会社, 2014. p134.

4) 肥田岳彦, 山田敬喜：ぜんぶわかる筋肉の名前としくみ事典. 成美堂出版, 2013: 136-140.

Highlight

Case 5　A Case Report on Elderly Patients with Lateral Epicondylitis Which Is Commonly Observed from the Bedside

Elderly admitted patients often show complications involving muscle power weakness caused by sarcopenia that many of them present with atrophy in the muscles of the upper limbs or atrophy of the inner muscles of the hands. Furthermore, they often have complications of nerve palsy such as cervical radiculopathy or cervical myelopathy. Lateral epicondylitis easily occurs in the elderly caused by their activities of daily living. Generalists should understand that lateral epicondylitis might be behind their muscle power weakness, and watch their activities of daily living carefully. By doing this, generalists can take appropriate steps and plan exercise therapy depending on the muscle power of their patients.

6 日常遭遇する上腕骨内顆炎

□臨床指標 (Clinical Indicator) と■基準 (Criteria)
□ 上腕骨内顆炎とはどういった疾患か？
　■ 上腕骨内顆部にある手関節屈筋群の付着部炎
□ どのような職業あるいはどのような運動でみられるか？
　■ 野球肘，ゴルフ肘とも呼ばれ，スポーツ選手や労働者にもみられる
　■ 手関節屈曲筋群の遠位性筋収縮で引き起こされる

CHALLENGE CASE

　42歳 女性，1年前より右肘内側部の痛みを訴えて整形外科受診，スーパーで牛乳入りの箱（1ダース約20kg）をスーパー内の冷凍庫まで運ぶ仕事をしている．運ぶ回数は1日200回以上も及ぶこともあるという．整形外科外来にて，右手指尺骨神経領域に感覚低下(+)，Froment sign(+)，手内筋筋萎縮(−)，骨性肘部管部位に Tinel sign(+) などが認められたため，右肘部管症候群を疑われ紹介となった．神経伝導速度検査では運動神経，感覚神経共に正常．身体所見で特徴的なのは，右肘上腕骨内顆部に発赤・腫脹，自発痛が強く，触れるだけでも激しく強い痛みアロディニア（allodynia）が認められた．

[Box 6−1] 症例6　右肘関節内側部（上腕骨内顆部）の腫脹

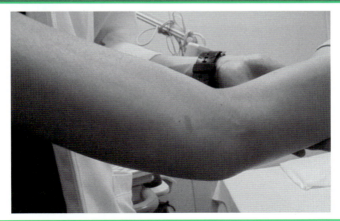

Tutorial

(総合診療医 G)：症例5と似ていますね！今回は上腕骨内顆炎[1]の症例ですね．

(指導医 M)：上腕骨内顆炎は野球肘，ゴルフ肘とも呼ばれていますね．やはりスポーツ選手に多くみられる過用症候群のひとつですね．実は私も小学生の頃，野球でレフトからホームに向かって繰り返しの遠投した際に起こった経験があって右肘痛のため野球選手を断念した苦い思い出があるんです．

G：手関節屈曲筋に強い遠心性筋収縮が起きた場合と手関節屈曲筋を酷使した場合に起きると考えて良いですか？

M：症例5で大分過用症候群の理解が進んできましたね．呑み込みが早いですね．野球ボールをホームに向かって思い切り投げる時には手関節屈曲筋に大きな負荷がかかりますね．またゴルフクラブで肘を伸ばして何度も振り回す動作には手関節屈曲筋が遠心性筋収縮し，その繰り返しにより手関節屈曲筋の付着部に，つまり肘内側部である上腕骨内顆部に断裂，小出血，重度の場合は剥離骨折まで引き起こすんですね．そしてその部位には新たな炎症が生じ腫脹・発赤として身体所見としてあらわれ，また本人はアロディニアのように激しい痛みとして訴えてくるんですね．

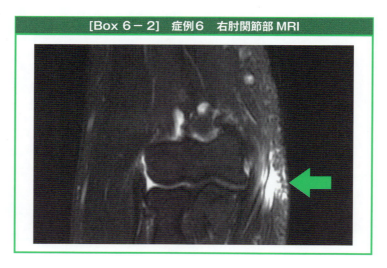

[Box 6-2] 症例6　右肘関節部 MRI

MRI では T2 強調画像で High-signal lesion として捉えることができます. そこの部位には IL-6 [2] が証明できそれは炎症反応を示唆しています. また肘関節内には異常がないのも特徴です. つまり関節炎ではなく付着部炎なのです. これだけ肘関節内顆部が腫れても関節炎は起きていないのです.

G：他にもありますか？

M：バレーボールで強いサーブを受ける時に前腕を伸展位に保ち手関節屈曲筋を収縮させます. その動作を繰り返し行うとやはり上腕骨内顆炎が起こりますね. 初心者や下手な人に見受けられます. もちろんそれは訓練によりボールを受ける時に直接受けるではなく，やや衝撃を和らげるような受けかたをすると起きなくなります. それはトレーニングで体得できていくと思います.

G：なるほど・・・何だか思い当たる節があります. 日常動作ではどうですか？

M：今回の症例が典型的です. 重い荷物を運ぶ作業などです. 特に重い荷物を下ろす際に遠心性筋収縮がかかってきます. これが手関節屈筋に遠心性筋収縮の負荷がかかる重要な動作です. 逆に重い荷を持ち上げ上に運ぶ際には上腕二頭筋は遠心性筋収縮状態になっています. この際，過用による上腕二頭筋腱断裂の起きやすい状況が生じています. 特に米俵や肥料袋などを繰り返し運搬する作業です. これを筋力の弱い高齢者が行うと過用症候群として表面化しやすいと考えられます.
　今回の場合は牛乳入りの箱（1 ダース約 20kg）をスーパー内の冷凍庫まで運ぶ仕事をしています. それも 1 日 200 回以上も行うと話していました.

G：仕事を休めなかったんですか？

M：生活がかかっていますから簡単には休めない事情があったんですね.

G：何か工夫が必要ですね.

M：荷物の重さを半分にするとか，運搬台に載せて運ぶとか，手関節に負荷のかからない持ち方とか・・・，重い荷物を下ろす際に遠心性筋収縮がかかって

きますので，下に荷を下ろさないで肘の高さと同じ位置で荷を下ろせば遠心性収縮は軽減できる可能性があります．色々とできることを考えてあげられるようにしたいものです．

G：生活の中でのアドバイスはまさに High-value Care といえます．生活の知恵を沢山つけ，そして患者には生活の場でよりよいアドバイスができるようになりたいです．

高価値な医療と低価値な医療
High-value Care ＆ Low-value Care

高価値な医療：

　上腕骨内顆炎に対して鎮痛対策治療（ステロイド注射や NSAID 処方）ばかりではなく，過用によって起こってくる筋付着部炎として捉え，患者背景や職業などの作業姿勢を考慮し生活指導できるようになれば，患者にとっては生活の工夫が生まれるので High-value Care に繋がっていく．

低価値な医療：

　筋力低下などの患者背景や職業などの因子で上腕骨内顆部に炎症が起こっていることを考慮せずに，対症療法的な治療を繰り返し行った場合は，慢性化した上腕骨内顆炎から肘関節拘縮変形へと機能障害が2次的に起こる場合はやはり低価値な医療と云わざるを得ない．

Glossary

1）Froment Sign
　両手の母指と示指で紙をつまみ，反対方向に引っ張る時に母指の第1関節が曲がれば陽性．尺骨神経麻痺では母指内転筋 adductor pollicis と第1骨間筋

1st dorsal interosseous の麻痺による母指のピンチ力低下 weak thumb pinch が生じる. そのため, 紙をしっかり把持するために正中神経支配である FPL 機能を働かせる (＝母指 IP 関節屈曲).

2）Tinel Sign
皮膚の感覚障害が (例：尺骨) 神経の支配に一致していて, 神経傷害部をたたくとその支配領域に疼痛が放散すれば Tinel サイン陽性.

Short Lecture：上腕骨内顆炎[1]

上腕骨内顆炎とは肘の内側にある上腕骨内顆が炎症を起こしていて, 手首や腕の使い過ぎで生じる疾患. 主な原因は加齢による筋力低下や筋肉の酷使. ゴルフやテニス, 仕事などで反復作業時で肘の内側で炎症・部分断裂などを起こした「上腕骨内顆炎」のことを, 一般的に「野球肘」「ゴルフ肘」と呼んでいる.

テニスでボールを打つ動作は, フォアハンドとバックハンドがあるが, フォアハンドの場合は上腕骨内顆炎が起こりやすく, バックハンドの場合は上腕骨外顆炎が起こり易いと云われている.

上腕骨内顆に付着する筋には, 尺側手根屈筋, 長掌筋, 浅指屈筋, 橈側手根屈筋, 円回内筋がある. 橈側手根屈筋と長掌筋の筋付着部 (上腕骨内顆) を図に示す.

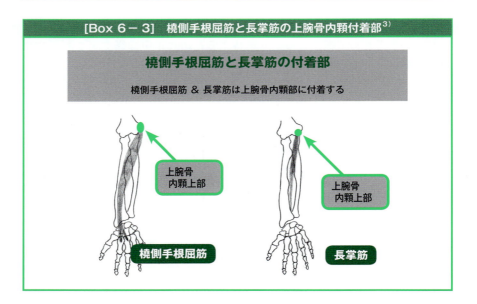

Recommendations

・上腕骨内顆炎は上腕骨外顆炎に比べて頻度は少ないが筋力低下があると，繰り返しの荷物を運ぶ動作などでも起こり得る．

・筋力の低下した高齢者は，上肢・手指に筋力低下がみられるので過重な負荷のかからないように注意が必要である．

・上腕骨内顆炎を起こしている患者には，日頃の動作や職業における手関節屈筋に対する負荷を減らすように暮らしの工夫などアドバイスが必要で適切なホームエクササイズ指導が求められる．

References

1) Werner RA, et al : Predictors of persistent elbow tendinitis among auto assembly workers . Journal of Occupational Rehabilitation. 2005, 5(3) :393-400.

2) Legerlotz K, et al : Increased expression of IL-6 family members in tendon pathology . Rhumatology. 2012 ; 51 : 1161-1165 .

3) 肥田岳彦，山田敬喜：ぜんぶわかる筋肉の名前としくみ事典．成美堂出版，2013: pp128-129.

Highlight

Case 6   A Case Report on Medial Epicondylitis

Medial epicondylitis is considered as an attachment tendinitis of muscles caused by overuse syndrome which occurs in repetitive activities such as playing golf, tennis or daily work.

It can occur easily in elderly patients with muscle power weakness of wrist flexor muscles or in patients of hemiparesis. When medial epicondylitis is suspected, generalists or family physicians should introduce proper exercise guidance for the daily living activities of patients.

7

日常外来にて遭遇する
浅指屈筋腱付着部炎

□臨床指標 (Clinical Indicator) と■基準 (Criteria)

□ 浅指屈筋腱付着部炎を理解する

■ どのような状況下で浅指屈筋腱付着部炎は起こるのか？

CHALLENGE CASE

　60歳　男性．旅行バッグを右手指にかけて1時間ほど歩いた．その後右手指のMP〜PIP関節にかけて腫脹がみられ激しい痛みになった．1年ほど前にも庭作業で重い石を両手指にかけて持ち運んだ時に同じ部位に腫脹がみられた．この1年間で同様のことが2回ほど起きている．重いものを持ち運んだ時に決まって起きている．ソーセージ様に腫れるので最初は関節リウマチかと考えたが，中指だけに起きているので何か別の疾患だろうと思い診察相談のため来院した．写真参照．

[Box 7－1]　症例7　カバンを指にかけて運ぶ姿

Tutorial

(総合診療医 G)：手指にひっかけて重いものを持ち運ぶということは，しばしば旅行中に土産物などを持ち歩く時にも起きますね．

(指導医 M)：高齢者になってくると土産物を持ち運ぶには手の握力が十分ないとできません．この前も関節リウマチの方が手に物を持ち運んだ時にこのようなことが（PIP 関節腫脹）起きていました．リウマチ疾患のため手内筋の筋萎縮がおき，手の握力が低下していました．

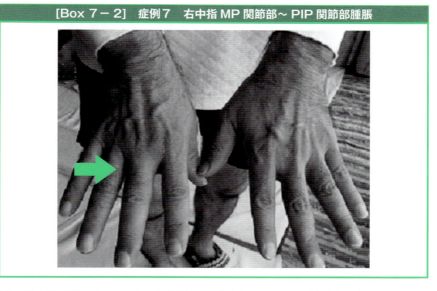

[Box 7－2] 症例7 右中指 MP 関節部〜 PIP 関節部腫脹

M：手内筋筋萎縮している，母指球筋筋萎縮している，など握力が低下してくるような状況で手指にかかる負荷が大きいと起きる可能性がありますね．

G：サルコペニア合併高齢者や虚弱（フレイル）高齢者も同様に手の握力も低下していますので生活の中でこのことに注意しないといけないですね．

M：筋付着部炎がどのように起きてくるのかを知ることで早期の対応ができ，そして早めに生活の中での指導に繋がります．このことは High-value Care につながっていきます．

G：脳卒中や神経根症による上肢の不全麻痺の方も手の握力が低下しているので，特に頑張り屋さんは握力増強訓練のため過負荷トレーニングをしている可能性がありますので要注意です．

　大分過用症候群の病態に理解ができてきました．生活指導を含め運動のポイントや工夫をできるようになれば High-value Care の実施できる医師として期待できますね．頑張って学問します．ホームエクササイズが指導できることが素晴らしいですね．

M：その通り・・・患者はより多くの薬を貰うことを希望していませんし，どちらかというと食事や栄養，それに日々の暮らしの中で運動療法をどのように健康維持や増進のために生かしたらよいのかを希望しているんです．それに応えるという意味でホームエクササイズが指導できればプライマリ・ケアの武器になりますよ．

G：確かに，そうなりたいものです．

高価値な医療と低価値な医療
High-value Care ＆ Low-value Care

高価値な医療：

　重い荷を手に持つときの注意が必要．特に握力などが低下してくる高齢者は強く握りしめて荷物を持つことができなくなってきている．無意識の中で PIP 関節部を屈曲させそこに荷物をかけることがあり，短時間の負荷なら問題ないが，1時間とか繰り返し荷物を運ぶとかなど，負荷が増加すれば過用状態が起きてくる可能性が高くなる．日常のちょっとした動作で起こり得るので生活指導が重要だ．例えば肘に荷物をかけて持つとか，両手で持つとか，押し車に荷物を載せるとか，などだ．このように指の単関節に腫脹がみられる場合には重量負荷がかかっていないか日常動作を聞きだすことが早期診断と対策に繋がっていく．

低価値な医療：

　指関節腫脹をみた時に関節負荷がかかる動作がなかったかどうか確認せずにリウマチなど関節腫脹がみられる疾患を鑑別するために血液検査を安易にオーダーすること，例えば抗核抗体，抗 ds-DNA 抗体，抗 Sm 抗体，抗 U1-RNP 抗体，などの検査だ．簡単な問診で解決でき検査費用もかからなくて済むのに・・・．

Glossary

1）抗 ds-DNA 抗体

　SLE（systemic lupus erythematosus）診断に特異性の高い検査である．疾患活動性とも相関している．

2）抗 Sm 抗体

　SLE 診断に特異性の高い検査である．

3）抗 U1-RNP 抗体

　混合性結合組織病 MCTD（mixed connective tissue disease）は血清学的に抗 U1-RNP 抗体の高力価陽性を特徴とする疾患である．

Short Lecture：手内筋とは

　手内筋とは手の短い筋肉で中手の筋，母指球の筋，小指球の筋がある．そのなかでも中手の筋とは，虫様筋，掌側骨間筋，背側骨間筋のことをいう．虫様筋，掌側骨間筋，背側骨間筋 は，MP関節屈曲，IP関節伸展の作用を持っている．手内筋が作用している指は手内筋活動指位（イントリンシック・アクティブ）[1]といい，MP関節屈曲，IP関節伸展が特徴．手内筋が作用してない指（指屈筋の作用）は 手外筋指位（イントリンシック・マイナス）といい，MP関節伸展，IP関節屈曲が特徴的である．

[Box 7-3] 手内筋活動指位（イントリンシック・アクティブ）

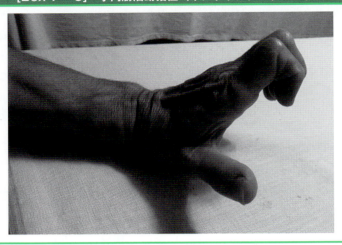

[Box 7-4] 手外筋指位（イントリンシック・マイナス）

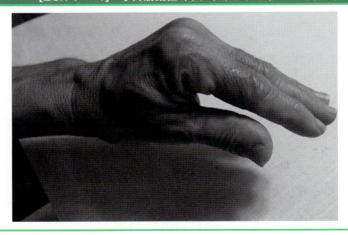

　手は繊細な作業，力作業をするときは作用する筋肉が異なる．繊細な作業をするときは手内筋を，力作業のときには手外筋が使われている．実際は両方を使いながら作業するのだが，手内筋に繊細な作業と力作業の両方を課し，手内筋の障害で手のコントロールが思うようにいかなくなっていることが多い．これは，投手，テニスプレイヤー，ピアニスト，タイピスト，手を扱う技術職人などの幅広いジャンルでいえることである．

Recommendations

・手の握り（手内筋作用）や手関節屈曲に関わる筋の筋力低下は気づかないうちに手外筋が優位に働く肢位で荷物を運んでいる場合がある．

・手外筋優位とは手外筋指位（イントリンシック・マイナス）といい，ＭＰ関節伸展，ＩＰ関節屈曲が特徴的で，この肢位では浅指屈筋腱や深指屈筋腱に負荷がかかる．

・浅指屈筋腱の停止部は PIP 関節部で，この関節部に過重な負荷がかかると付着部炎が起こる．

References

1）Pakisima N, et al : Intirnsic contracture of the hand.Hand Clin. 2012 Feb ; 28(1):81-6.

Highlight

Case 7   A Case Report on Superficial Digital Flexor Tendinitis in a Usual Outpatient Clinic

When a patient visits a usual outpatient clinic with a complaint of joint swelling between the MP ~ PIP joints of their fingers, it is necessary for generalists to discriminate the attachment tendinitis caused by the superficial digital flexor tendinitis. When grip power, action of intrinsic muscles, is declining, extrinsic muscles become dominant, which brings about an extension of the MP joint and the limb position of flexion of PIP joint. Also it overloads to the superficial digital flexor tendon and the deep digital flexor tendon. The ending position of the superficial digital flexor tendon is located at the PIP of the fingers, therefore superficial digital flexor tendinitis occurs when this joint is overloaded.

8

脳梗塞による右不全麻痺に
合併した大腿四頭筋付着部炎

□臨床指標 (Clinical Indicator) と■基準 (Criteria)

□ 階段昇降訓練の際に注意すべきことは？

■ 大腿四頭筋付着部炎の起こる状況は－大腿四頭筋の筋力低下・筋萎縮
並びに繰り返す遠位性筋収縮動作の有無などが重要である．

■ 大腿四頭筋付着部炎の特異的臨床所見は，膝伸展位での股屈曲運動
（自動＆レジスタンス）の際に鼠径部外側部に圧痛がみられる．重度の
場合は発赤・腫脹までみられる．

CHALLENGE CASE

58歳男性，くも膜下出血後，クリッピング術後，左基底核に梗塞病変あり．ICF（国際生活機能分類）[1,2]の心身機能・構造（Body function and structure）の障害では右不全麻痺がみられ Brunnstrom Stage [3] Ⅴ-Ⅵで，筋力は MMT4+ であった．ICF（国際生活機能分類）による活動，参加も問題なくほぼ仕事に復帰していた．歩行は自立し，階段訓練には時間がかかっていたが真面目に訓練をこなしていた．ある日，右股関節痛を訴え来院．右下肢をひきずるように歩いてきた．痛みは右鼠径部のやや外側に痛みがみられ，股関節の外転，外旋・内旋運動では痛みは生じなかった．レントゲン・CT でも異常所見もなく，血液検査でも炎症所見もみられなかった．

これは右大腿四頭筋の筋力低下が引き起こした右大腿筋付着部炎と診断した．ステロイド局注にて劇的に改善した．階段を降りるときに大腿四頭筋の遠心性筋収縮（exccentric exercize）が起こるため，繰り返しの階段昇降で発生した筋付着部炎と考えられた．これは大腿四頭筋の筋力が MMT4+ で繰り返しの階段昇降訓練をするのに十分な筋力ではないと判断した．

診断：大腿四頭筋（大腿直筋　2関節筋）付着部炎，下前腸骨棘，
　　　寛骨臼上縁が起始部・付着部，歩行訓練，特に階段昇降などで誘発
大腿四頭筋付着部（起始部）の解剖図を示す．

CHALLENGE CASE

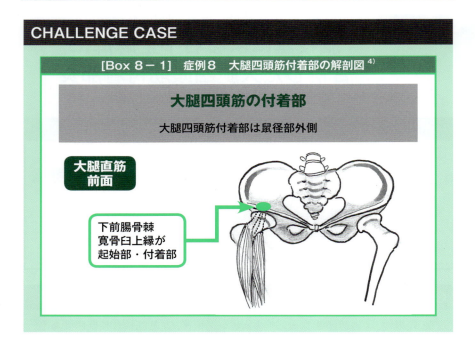

[Box 8-1] 症例8 大腿四頭筋付着部の解剖図[4]

Tutorial

(総合診療医 G)：大腿四頭筋付着部炎も過用症候群のひとつですね．

(指導医 M)：階段昇降の中で特に降りる動作の時に引き起こし易い特徴がありますね．陸上選手でしたら坂道を下るマラソン選手だとか，お寺の階段の昇り降りを訓練に取り入れている運動選手に起こりやすいと思いますね．

G：この場合下肢筋に対する徒手筋力検査と筋萎縮の有無なども重要な情報になりますね．

M：下肢筋の中で近位筋が萎縮するような，例えば脳卒中不全麻痺，腰椎ヘルニアや腰椎神経根症（L3/4 あるいは L2/3 神経根症）による近位筋筋力低下，

筋炎，筋ジストロフィー，膝関節症に伴う近位筋萎縮・筋力低下などの患者さんに多く見受けられます．身体所見では視診と徒手筋力検査が重要な診察の鍵となります．

G：変形性膝関節症も大腿四頭筋など下肢の近位筋筋萎縮がありますか？

M：多くの変形性膝関節症の患者は膝伸展位で歩くため（痛みを和らげる肢位で膝関節をロックして歩く）膝関節の屈曲・伸展運動をしなくなり，その結果として大腿四頭筋筋萎縮や腸腰筋（股関節屈曲筋群）が廃用性筋萎縮を起こしています．視診で歩行の仕方と大腿四頭筋の筋萎縮を確認します．その次に下肢筋を徒手筋力検査で行います．その情報だけでも階段昇降などの負荷時に過用症候群である大腿四頭筋付着部炎を引き起こすリスクがあり予測が立てられます．引き起こす前に予防策を立てることも可能となっていくんですね．

G：過用にならないような運動方法や筋力低下のある筋群に対しての筋力トレーニングが指示だせるということですね．

M：その通りです．

G：まったく経費のかからない，まさに High-value Care です．

M：徒手筋力検査による筋力低下の情報は，特に大腿四頭筋筋力低下や筋萎縮の情報はこうして High-value Care を生み出す力になりえるのです．

高価値な医療と低価値な医療
High-value Care ＆ Low-value Care

高価値な医療：

　脳卒中不全麻痺患者や変形性膝関節症患者の大腿四頭筋筋力は MMT4 レベルで階段昇降に十分でない場合がある．その際の筋力トレーニングは過用

にならないように段階的にレジスタンス運動をアップしていく必要がある．徒手筋力評価を正しく行い仮に大腿四頭筋筋力が MMT4 レベルなら階段昇降（特に降りる時の遠心性筋収縮）による過剰な負荷が起きていないかどうか確認しながら運動療法を計画していくことは High-value Care となり，患者の自主トレーニングへのアドバイスにもなる．

低価値な医療：

　徒手筋力評価を行わず，過剰なレジスタンス運動負荷（特に階段昇降）を指示することには大腿四頭筋付着部炎を併発するリスクが伴う．仮に大腿四頭筋付着部炎が起きたとしても，起こっているメカニズムがわからないので，安静治癒後に同じ運動処方を繰り返し大腿付着部炎を繰り返すことは，患者さんに不安と痛みのストレスがかかり Low-value Care と云える．

Glossary

1）ICF（国際生活機能分類）[1, 2]

　障害に関する国際的な分類としては，これまで，世界保健機関（以下「WHO」）が 1980 年に「国際疾病分類（ICD）」の補助として発表した「WHO 国際障害分類（ICIDH）が用いられてきたが，WHO では，2001 年 5 月の第 54 回総会において，その改訂版として「ICF（International Classification of Functioning, Disability and Health)」を採択した．ICF は，人間の生活機能と障害に関して，アルファベッドと数字を組み合わせた方式で分類するものであり，人間の生活機能と障害について「心身機能・身体構造」「活動」「参加」の 3 つの次元及び「環境因子」等の影響を及ぼす因子で構成されており，約 1,500 項目に分類されている．

2）Brunnstrom Stage[3]

　ブルンストロームステージはスウェーデンのシグネ・ブルンストローム（Signe Brunnstrom）により考案された脳卒中片麻痺の評価法である．脳卒中の運動麻痺の回復過程を順序により判断するために考案された評価法である．

Short Lecture： ブルンストロームステージ（Brunnstrom stage）[3]

　脳卒中の運動麻痺の回復過程を順序により判断するために考案され，尺度としては順序尺度として用いられている．麻痺の程度は Ⅰ ～Ⅵ の 6 段階で表され，ローマ数字で表記されている．

Stage Ⅰ＝弛緩性麻痺（完全麻痺）
　筋肉がダラッと緩んでしまっている状態で，自分ではまったく動かせず（随意的に動かすことはできない），脳卒中発症早期にみられる．

Stage Ⅱ＝連合反応の出現
　連合反応が誘発され，体の一部を強く働かせると，他の麻痺した部位まで筋収縮や運動が起こる．例として，「あくび」や「くしゃみ」をしたとたん，上肢では腕や指が曲がり，下肢では足がピンとまっすぐに伸びる．

Stage Ⅲ＝共同運動パターンの出現
　共同運動では，個々の筋肉だけを動かそうとしても，付随するほかの筋肉までいっしょになって動いてしまう（一定の運動パターン以外の運動ができない）．共同運動には，屈筋共同運動（足や手が全体的に屈曲方向に曲がってしまう）と伸筋共同運動（足や手が全体的に伸びてしまう）2 種類の運動パターンがある．

Stage Ⅳ＝分離運動の出現
　共同運動のように全体的に動いてしまうのに対して，それぞれの関節が少し分離して動くようになる．

Stage Ⅴ＝分離運動の進行
　共同運動・痙性の出現が弱くなり，より多くの運動（分離運動）が可能になる．

Stage Ⅵ＝さらに分離が進み正常に近づく
　共同運動・痙性の影響がほとんどなくなり，運動の協調性や速度も正常化し，個々の関節が自由となる．しかし，その動きは少しぎこちない．

Recommendations

・四頭筋筋力低下のある患者への運動負荷で，特に遠心性筋収縮が起こる
階段を降りる動作を行う場合には過用症候群として位置付けられる大腿四頭
筋付着部炎の合併に注意する．

・大腿四頭筋筋力低下は，視診で大腿四頭筋筋萎縮の有無，徒手筋力検査で
筋力評価をすることで診断できる．

・脳卒中片麻痺患者の下肢筋力は不全麻痺による MMT 5 以下が多く，階段
昇降動作で大腿四頭筋付着部炎を合併しやすい．

References

1）「国際生活機能分類－国際障害分類改訂版－」(日本語版). 厚生労働省ホーム
ページ，厚生労働省社会・援護局 障害保健福祉部 企画課 2002.

2）出江紳一：ICF update －リハビリテーション臨床に生かす ICF －.
Jpn J Rehabil Med . 2015 ; 52 : 198-201.

3）Brunnstrome S（佐久間穰爾，村松秩 訳）：片麻痺の運動療法，医歯薬出版，
1974 ; 38-62.

4）肥田岳彦，山田敬喜：ぜんぶわかる筋肉の名前としくみ事典. 成美堂出版
2013: p177.

Highlight

Case 8 A Case Report on an Attachment Tendinitis of Quadriceps Muscles

Generalists should watch the decline of muscle power of upper & lower limbs of hemiparesis patients of CVA and paresis patients of peripheral neuropathy. The muscle power of quadriceps of patients with paresis is lower than normal, and usually at level 4 on the Manual Muscle Testing scale. Also there are many patients at level 4 with osteoarthritis of the knee who have disused muscle atrophy of the quadriceps caused by walking with a knee extended gait, that is locking of the knee joint. When an exercise program of stairs, going up and down, is applied to patients with insufficient muscle power of upper & lower limb there is a high risk that attachment tendinitis of the quadriceps will occur if the exercise is overused. It is important to watch for the occurrence of overuse syndrome in the home exercise.

9

サルコペニック・オベシティに伴う大腿四頭筋付着部炎

□臨床指標 (Clinical Indicator) と■基準 (Criteria)

□ サルコペニック・オベシティを理解する
- ■ 何故サルコペニック・オベシティに大腿四頭筋付着部炎が起こりやすいか？
- ■ サルコペニック・オベシティは現代におけるメタボリック症候群の亜型ともいえる

CHALLENGE CASE

84歳女性，主訴は左股関節部痛，歩行障害，発熱にて救急室来院，救急室にて診察する．身体所見は左股関節部痛，左鼠径外側部に圧痛，左股関節屈曲・外旋・内旋運動にても痛みなし，左股関節屈曲運動を自動で行うと鼠径部に激しい痛みが誘発される．身体的特徴は高度肥満，両側膝変形性関節症，大腿四頭筋筋萎縮著明，いわゆるサルコペニック・オベシティ[1,2]と左大腿四頭筋付着部炎を疑わせた．

経過は，安静指示と抗炎症剤ボルタレン坐薬で翌日痛みは改善した．これは左大腿四頭筋の筋力低下が引き起こした左大腿筋付着部炎と診断した．左大腿四頭筋（大腿直筋）付着部炎を引き起こした背景に左膝変形性関節症，大腿四頭筋筋萎縮，大腿四頭筋筋力低下（MMT3），右下肢機能障害（右大腿骨頸部骨折＋右膝変形性関節症）がみられた．さらに反射低下もあり脊椎疾患の合併あり，また高度肥満でサルコペニック・オベシティ[1,2]の状況で炎症を起こしやすい身体状況が考えられた．また最近になって介護保険サービスによるディケアサービスが始まり，その外出送り迎えに頻回に送迎車への階段の昇り降り動作が行なわれていた．階段を降りるときに大腿四頭筋の遠心性筋収縮 (eccentric exercise) が起こるため，繰り返しの階段昇降で発生した左大腿四頭筋付着部炎と考えられた．これは大腿四頭筋の筋力が MMT3- では繰り返しの階段昇降動作をするのに十分な筋力ではないと判断した．症例を **[Box9 − 1]** に示す．

CHALLENGE CASE

[Box 9-1] 症例9 高度肥満と大腿四頭筋付着部炎

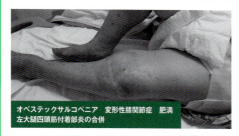

高度肥満と大腿四頭筋付着部炎

症例9 大腿四頭筋付着部炎

背景にあるのは肥満，両膝変形性関節症

10月30日夕方 病棟にて
左股関節痛良くなっていると言う
左膝痛 ++
左鼠径外側部に圧痛殆どなし
左股関節屈曲運動を自動で行うと
鼠径部の痛みもなく
股関節（左下肢）挙上可能
挙上角度は20度程度

オベステックサルコペニア 変形性膝関節症 肥満
左大腿四頭筋付着部炎の合併

Tutorial

(総合診療医 G)：先ほどの症例は脳梗塞後遺症の不全麻痺でしたが，今回は肥満の症例ですね．

(指導医 M)：現在，サルコペニック・オベシティという概念が唱えられています．

G：メタボリック症候群の高齢者版というニュアンスがありますね．

M：まさにその通りです．

G：最近は高齢者で高度肥満を合併し動かなくなり運動量は減るが食事は今まで通りでどんどん太っていく，という方たちの身体状況が目につきます．

M：特徴があります．内臓肥満を合併し，さらに肥満のため変形性膝関節症や変形性脊椎症などの疾患を合併しているのが特徴的です．さらにサルコペニアといって四肢筋・体幹筋共に筋萎縮し筋力低下があるということです．

　太って体重が重いと立位での重量負荷が股関節，膝関節，足関節にかかります．筋力が十分あると体重を支持することができますが，筋力が弱いと足関節，膝関節などには相当の重量負荷がかかり，足関節炎，膝関節炎などの活動性関節炎が引き起こされます．元来変形性膝関節症に罹患している患者はさらに悪化していくことが考えられます．

G：今回の症例は大腿筋付着部炎が起こったんですね．

M：その通り・・・肥満関連から変形性膝関節症による慢性炎症が続き歩行しなくなり次第に大腿四頭筋筋萎縮と筋力低下が起こってきたと考えています．現在の日本の高齢者支援対策のひとつである介護保険制度に伴う介護サービスが引き金となり発症した可能性があります．

G：どういうことですか？

M：この症例に対しても介護保険制度による介護サービスが始まりました．今まで家の中で過ごしてきた方を寝たきりにさせないよう通所リハビリに通わせようとしたのです．自分では立てない超肥満老人を介助で車椅子に載せ，車いすから送迎用バスに載せたのです．ほぼ毎日の出来事でした．

G：そこで送迎用車の乗り入れ動作が発生したんですね．筋力がMMT3−レベルでの方が階段昇降すると，特に降りる動作の際に大腿四頭筋に遠心性筋収縮が起き，大腿四頭筋付着部炎が引き起こされたのです．それで右鼠径部外側部に強い圧痛が認められたのですね．

　それ以外に大腿四頭筋付着部炎を示唆する所見はありますか？

M：身体所見のとり方です．痛みは鼠径部外側部あるいは股関節周囲にあります．一見して股関節炎にみえます．

G：股関節炎との違いは？

M：股関節他動運動（内旋，外旋，外転，屈曲運動など）で痛みを訴えるのは股関節炎です．他動による運動で痛みはみられないのが筋付着部炎の特徴です．

G：どのような運動で痛みが誘発できますか？

M：最も出現し易いのは，膝伸展位で股関節屈曲運動を命じることです．この肢位の膝伸展位では大腿四頭筋は遠心性収縮状態になります．この保持を命じるとかなり痛みが誘発されます．この運動では大腿四頭筋，腸腰筋，腹筋などが同時に筋収縮をしています．股屈曲運動では腸腰筋は求心性筋収縮，腹筋もどちらかというと求心性筋収縮の状態です．つまり主に大腿四頭筋が遠心性筋収縮をしていることで付着部に負荷をかけた肢位であることがわかります．

G：なるほど・・・

M：救急室ではこのような症例は激しい股関節痛，発熱などの症状で運ばれてきますから，高齢者で高度肥満があり，視診で大腿四頭筋筋萎縮・筋力低下，膝変形性関節症，膝関節水腫などを伴っておれば大腿四頭筋付着部炎を鑑別にいれた診療に変わっていきます．基本的に炎症が起きていますから，NSAIDあるいは安静臥床が初期治療の基本方針になります．

M：多くの症例は，股関節 CT，MRI，骨盤内 CT，さらには血培など発熱精査と称し診断のため多くの検査がオーダーされております．今回の症例もそうでした．

G：まずは NSAID 投薬と経過観察で十分なんですね．

M：その時には確保した身体所見と病歴などを正確にとることが不可欠ですね．

G：まさに High-value Care ですね！

高価値な医療と低価値な医療
High-value Care & Low-value Care

高価値な医療:

　大腿四頭筋付着部炎を引き起こす背景のひとつにサルコペニック・オベシティと呼ばれる病態がある．加齢に伴う筋力低下を合併した高度肥満の高齢者は，変形性膝関節症の合併，膝痛や膝不安定も重なり低運動症候群に陥り，この状態で栄養過多（食べ過ぎ）が起こると高インスリン血症，糖尿病などの発症に繋がっていき，動脈硬化に伴う血管系合併症のリスクが増える．このような病態から大腿四頭筋筋萎縮，大腿四頭筋筋力低下が起き，さらには軽い生活動作などで大腿四頭筋付着部炎が起きる．この病態の理解こそが High-value Care に繋がる．

低価値な医療:

　高度肥満患者が大腿部の付け根を痛がり救急室に搬送されることがしばしばある．偽痛風患者と同様に激しい痛みで発熱を伴っていることが多い．サルコペニック・オベシティに伴う大腿四頭筋付着部炎が鑑別に上っていないと，原因不明の股関節部痛と発熱精査になり，骨盤レントゲン，CT，腹部CT，血液培養，尿培養，一般血液検査と救急室で数時間にわたって検査をすることになることが多い．早急に NSAID を使用することで多くは解決する．

Glossary

1）高度肥満

　日本肥満学会の基準では高度肥満は BMI35% 以上と定義されている．

2）サルコペニック・オベシティ[1, 2]

　サルコペニアと違って病的変化であり，著しい体重増加である肥満と筋力の減少が重なって身体機能の悪化を招きやすい状態である．サルコペニック・

オベシティは単なる肥満よりも IADL の低下など身体機能，歩行障害，転倒を
きたしやすいことだけでなく，メタボリックシンドロームや心血管疾患と関連
する可能性も高い．

3）内臓肥満

　体脂肪には，「内臓脂肪」と「皮下脂肪」の2種類があり，共通してエネルギーを
貯蔵する重要な働きがある．内臓脂肪はエネルギーの一時的な貯蔵で摂取・
消費カロリーバランスに迅速に反応する性質があり，皮下脂肪は長期的なエネ
ルギーの備蓄や放出に関わり摂取・消費カロリーバランスにゆっくりと対応
するという性質がある．内臓脂肪が蓄積するタイプの肥満を内臓肥満と名付け
ている．

4）NSAID

　非ステロイド性抗炎症薬 (NSAIDs:Non-Steroidal Anti-Inflammatory Drugs)
とは，抗炎症作用，鎮痛作用，解熱作用を有する薬剤の総称で，広義にはステ
ロイドではない抗炎症薬すべてを含む．一般的には，疼痛，発熱の治療に使用
される"解熱鎮痛薬"とほぼ同義語として用いられている．

Short Lecture：サルコペニック・オベシティ[1, 2]

　サルコペニアに，肥満によるインスリン抵抗性を合併した高齢者の場合，
サルコペニア高齢者群と比較しても転倒しやすく IADL の低下が著しいという
特徴が指摘されている．高齢者は運動量が低下しており肥満合併により変形性
膝関節症や腰痛などの筋骨格系異常を伴いやすく，仮に食欲低下が伴わなければ
肥満を助長させやすい身体状況でもあるといえる．肥満はメタボリック症候群の
合併を引き起こし，さらには高インスリン血症，インスリン抵抗性を合併し，
糖尿病,心血管障害などを併発しやすくフレイルに移行しやすい．サルコペニック・
オベシティの病態を **[Box 9 − 2]** に示す．

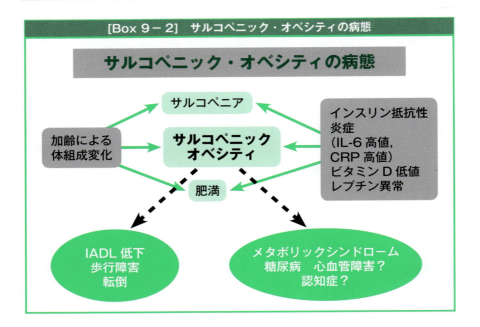

[Box 9-2] サルコペニック・オベシティの病態

Recommendations

- 食文化の変化に伴い現代病と云われるメタボリック症候群の老人版とも云えるサルコペニック・オベシティという病態を持つ高度肥満の高齢者が増加している.

- サルコペニック・オベシティの患者は変形性膝関節症に伴う大腿四頭筋の筋萎縮と筋力低下をしばしば伴っている.

- サルコペニック・オベシティ患者は日常生活動作で大腿四頭筋付着部炎を併発しやすく,そのことを鑑別診断に入れた診療は不要な検査を省くことが可能になる.

References

1）小原克彦：サルコペニック肥満の臨床. 日老医誌. 2013; 50: 773-775.

2）Prado CM, Wells JC, Smith SR, et al: Sarcopenic obesity: a critical appraisal of the current evidence. Clin Nutr. 2012 ; 31: 583-601.

Highlight

Case 9　A Case Report on a Patient Having an Attachment Tendinitis of the Quadriceps Muscles Accompanied with Sarcopenic Obesity

Patients with sarcopenic obesity commonly have muscle atrophy and weakness of the quadriceps muscles accompanied with osteoarthritis of the knee.　Therefore they often suffer from attachment tendinitis of the quadriceps muscles through activities of daily living. Because of this they are often transported because they cannot move without complaints of pain periphery to the hip joint. The author insists that generalists should perform the clinical practice carefully considering the backgrounds of their patients in order to elucidate unnecessary examinations, and should conduct immediate interventions with mainly by NSAID prescription.

10

階段昇降で発症した
大腿筋付着部炎

―術後リハビリ―

□臨床指標 (Clinical Indicator) と■基準 (Criteria)

□ 筋力低下した高齢者患者の過用症候群の特徴を知る
- 遠心性筋収縮による筋付着部炎が起こりやすい
- 体重負荷などに伴う関節炎が起こりやすい
- 繰り返す偽痛風関節炎（CPPD）が日常茶飯事にみられる

CHALLENGE CASE

　76歳女性．既往に右膝変形性関節症に対しての人工関節置換術歴があった．直腸癌の手術後，病棟内歩行が始まりリハビリ室でも機能回復訓練が開始されていた．主治医の先生から右股関節痛とひきずり歩行が見られる，との連絡有り．レントゲン検査，CT（骨盤～股関節）でも特に異常を認めない．原因が解らないので診察して欲しいとのことであった．

　ベッドサイドにいき診察をした．視診で右膝部位に手術痕を認め，右大腿四頭筋の筋萎縮も認めた．ベッドサイドにおいて徒手筋力検査を施行した．右腸腰筋と右大腿四頭筋の筋力が左側に比較してMMT4 −（左側はMMT 4+〜5 −）と低下していた．

　右股関節の屈曲，外転，外旋，内旋運動にて痛みはなく，右膝伸展位下肢挙上に対して抵抗を加えると右鼠径部外側部に痛みが出現した．

CHALLENGE CASE

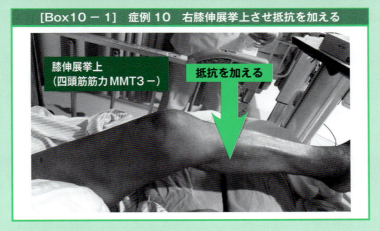

[Box10－1] 症例10　右膝伸展挙上させ抵抗を加える

膝伸展挙上
(四頭筋筋力MMT3－)

抵抗を加える

　既往歴と診察所見から右大腿四頭筋付着部炎が考えられたので，過用症候群が起きたのではないかと誘因を調べた．

　リハビリ室での機能訓練内容の中に階段昇降が開始され，その後に発症していることが判明した．階段昇降の訓練を控えさせ四頭筋筋力増強訓練（自動運動⇒レジスタンス運動）に変更した．痛みは徐々に軽減し症状も消失した．階段を下りる際に右大腿四頭筋遠心性筋収縮の負荷がかかり，その繰り返しの運動負荷により大腿四頭筋付着部炎が発症したと考えられた．

Tutorial

(総合診療医 G)：術後のリハビリ中に起きた過用症候群の典型ですね．

(指導医 M)：高齢者は術後のリハビリ開始した時期とか，肺炎などの急性期疾患で入院してきた患者が点滴治療を行い臥床が続いた後，治療も終了し病棟内歩行など活動的になった時期に付着部炎や関節炎が起こることがありますのでこの時期には過用症候群に対する注意が必要です．

G：そうなんですね．しばしば退院前などに発熱していて診察すると膝関節腫脹，足関節腫脹，手関節腫脹，肘関節腫脹がみられます．偽痛風という診断名で治療がされることが多いのですね．

M：この偽痛風関節炎[1]が起こってくる背景にはまさに高齢者の「筋力低下や筋萎縮」の問題が潜在しています．遠心性筋収縮負荷がかかると筋付着部炎が起こりやすく，荷重やレジスタンス運動などの負荷がかかると関節炎などが起こりやすいのです．

G：やはり患者の筋力低下や既往に変形性膝関節症などの有無などが重要になってきますね．

M：先日も80歳の高齢者が肺炎で入院してきました．既往に両側肘変形性関節症とそれに合併する肘部管症候群（尺骨神経麻痺），そして両側膝変形性関節症がありました．入院数日後に両手関節部位と両肘部に発赤腫脹，さらには右膝関節水腫を伴う発赤腫脹が認められました．肺炎で入院し治療が進んでいるのにさらに発熱し全身の痛みと多発関節炎（偽痛風）が発症したのです．

G：安静とNSAID処方で対応するんですね．エクササイズはどうしますか？

M：本人にこのようなことが起きた理由を説明しベッドから起き上がるときにはボタン式自動ベッドを使用し，手関節や肘関節にかかる負荷を減らします．自動ベッドがない場合にはしばらく一部介助による起き上がり動作を本人と家族そして看護師などに指示します．膝の負担に関しては立位による体重負荷が大きいので支えとなる歩行器などを使用します．それで両手を歩行器に置くだけで膝に対する体重負荷が激減します．

G：起き上がり動作も上肢筋力低下の高齢者にはかなりの負担なんですね．

M：ベッドから起き上がる動作にはベッド床に手をあてて押す（プッシュ）する動作と柵を捕まえ引く動作があります．ベッド床に手をあてて押す動作には，

手関節部位には体重負荷が，肘関節部の上腕骨外顆部には遠心性筋収縮負荷がかかります．筋力が弱いとそれだけで手関節偽痛風，上腕骨外顆炎などの症状として表面化してきます．これが偽痛風あるいは偽痛風類似症状の発症背景だと考えます．

G：病歴と身体所見でおおよそ何が起こってくるのか予想がつくということですね．まさに High-value Care ですね．筋力低下した高齢者に合併する過用症候群にはいくつかの特徴[2]がありと教わりました．その特徴を知ることは重要なのですね．

高価値な医療と低価値な医療
High-value Care ＆ Low-value Care

高価値な医療：

　高齢入院患者が入院契機となった疾患の治療を終え離床が始まる頃，病棟では偽痛風が目立ってくる．偽痛風と呼ばれる疾患の正体はおおよそ筋付着部炎，関節炎などである．背景には筋力低下があり，そして低下した筋の付着部や関係する関節に対して相対的に過大な負荷がかかっている．その特徴的病態に早期から対応できると診断・治療にかかる時間と経費が節約できる．

低価値な医療：

　偽痛風の患者に対して原因となる筋力低下に対して対策をたてずに対症療法のみで対応すると再発することがしばしばある．偽痛風関節炎や筋付着部炎の痛みは相当強く大きなストレスとなっている．その苦痛であるストレスにさえ気づかないと肩こりや慢性頭痛などと同じ不定愁訴的な扱いとなる．誘因や背景を探らないその場限りの対応は認知エラーに類似しているという意味でLow-value Care に位置付けられる．

Glossary

1）筋力低下した高齢者の過用症候群の特徴[2]

　筆者は第7回日本プライマリ・ケア連合学会（浅草，2016年）学術大会で，「筋力低下した高齢者の過用症候群の特徴[2]」と題して発表した．まとめると次のようになる．高齢者筋力低下の患者の病態は複雑に絡み合っている．そのため徒手筋力検査を施行する場合にはその病態を引き起こしている原因の鑑別をしながら行う必要性がある．また筋力低下から引き起こされる相対的過用症候群の病態である遠心性筋収縮で起こり易い筋付着部炎と偽痛風関節炎を考察した．

Short Lecture：偽痛風関節炎（CPPD）に対する内科治療法[3]

　まず関節内ステロイド，コルヒチンなど使用しコントロールできなければプレドニン 5-10mg内服，それでだめならコルヒチン・ヒドロキシクロロキン（hydroxychloroquine）・メトトレキセートを組み合わせて使用，難治性ならインターロイキン－1β阻害剤（アナキンラ）なども使用する．

[Box10－2]　偽痛風関節炎（CPPD）に対する内科治療法[3]

1. 急性 CPP crystal disease に対する治療
   ①関節内ステロイド
   ②コルヒチン経口
   　コルヒチン（国内 0.5mg / 錠）0.6 から 1.2mg / 日は腎障害，肝障害なしに投与可能　初期投与量（loading dose）1.2mgも可
   ③NSAID も急性発作抑制に有効
   ④PSL（10mg以下）経口
   ⑤Interleukin-1 β阻害剤（anakinra, canakinumab,rilonacept）も有効

2. 慢性 CPP crystal disease に対する治療
   ①関節内ステロイド
   ②コルヒチン経口（0.6 － 1.2mg / 日）
   ③NSAID ＋ PPI
   ④PSL 経口 10mg以下
   ⑤hydroxychloroquine200-400mg/ 日
   ⑥MTX10-25mg / 週
   ⑦Interleukin-1 β阻害剤か combination therapy

Recommendations

・高齢者入院患者にはサルコペニアによる筋萎縮・筋力低下が特徴的である.

・病棟では急性期治療が終了し離床が始まる時期に過用症候群の合併が多い.

・過用症候群の原因は筋力低下のある筋・関節に対して相対的運動負荷が
　過剰となっている.

・筋力低下した高齢者の過用症候群の特徴は遠位性筋収縮による上腕骨外顆炎や
　大腿四頭筋付着部炎と体重負荷などによる手関節炎,膝関節炎,足関節炎
　である.

References

1）小原聡将,他：炎症性疾患に続発した高齢者偽痛風症例の検討.日老医誌.
　2014；51（6）：554-559.

2）本永英治,露木寛之,杉田周一,他：ベッドサイドにおける筋力評価修得に
　おける教育方法.第6回日本プライマリ・ケア連合学会学術大会,プログラム
　抄録集；2015,p175.

3）Rosenthal, AK. Calcium pyrophosphate deposition disease. New England
　Journal of Medicine 2016;374 (26):2575-2584.

Highlight

Case 10　A Case Report on a Patient who Suffered from Attachment Tendinitis of the Quadriceps Muscles by Going Up and Down the Stairs ―Rehabilitation after Surgery

When elderly patients who are admitted to hospital, finish treatment for their diseases, they begin to get out of their beds and start rehabilitation through functional recovery exercise. However, at the same time, generalists can commonly see patients with symptoms caused by overuse syndrome in hospital wards. Overuse syndrome is caused by attachment tendinitis of the muscles or arthritis when a relative exercise load places stress on muscles or joints where muscles have been weakened. By coping with the state of their clinical characteristics in the early stages, generalists can save time and cost for their management and provide high-value care.

11

ベッド上安静でも起こる
肩・肘・手関節炎など

□臨床指標 (Clinical Indicator) と■基準 (Criteria)

□ なぜベッド上安静なのに関節炎が起こるのか？
- ■ 背景に潜む筋力低下や変形性関節症
- ■ 徒手筋力評価で MMT 3以下は過用症候群を引き起こすので注意と対策が必要

CHALLENGE CASE

　70代男性，脳梗塞，左不全麻痺，左半身の感覚障害．入院中はリハビリ機能訓練により歩行を含む ADL は自立した状態で退院．退院後，7日目にリハビリ外来紹介にて来院．患者は左肩の激しい痛みと左手関節の腫脹を訴え，脳梗塞が再発したと考えていた．話を聞くと，退院したのだから疾患は治癒したと勘違いし仕事も始めていた．何が問題だったのか・・・・・

　この患者は入院初期には左上肢麻痺は重度で MMT1～2レベルで肩挙上も困難であった．入院していた時期はキビ刈り収穫期にあたり夫婦2人でキビ刈りをせねばならないため妻には負担をかけられないといった不安な気持ちに陥った．入院2日目からリハビリしないといけない，はやく治せねばならない，という気持ちのあせりがみられた．そうして肩挙上筋力 MMT2 に対し MMT3 の肩挙上自動運動を主体的に行い激しい左肩の痛みと左肘関節，左手関節の腫脹を引き起こした．退院時には MMT3 まで筋力が回復したので肩挙上自動運動は可能であった．主治医も上肢 Barré Sign [1] 陰性のため麻痺なしと判断した．そうして肩挙上筋 MMT3 の状態で退院となった．本人はキビ刈り収穫ができると思い早速キビ刈り作業に精を出した．右手に鉈を持ちキビを左手で持ち上げキビ刈り作業をおこなった．時にはキビを何本も束ね重ねて持ち上げた．つまり肩挙上筋 MMT3 の筋力に対し MMT4 以上のレジスタンス（抵抗）運動がなされた．その結果が入院中にみられた激しい左肩の痛みと同様の左肘関節，左手関節の腫脹であった．

CHALLENGE CASE

　このケースは過用症候群の典型であり，筋力低下を伴っている場合の，生活指導や筋力トレーニングの指導が不十分なケースであった．入院中は肩挙上筋力 MMT2 に対して MMT3 の運動負荷が，退院後は MMT3 の筋力に対して MMT5 の運動負荷が行われていた，ということであった．左上肢の筋力低下が引き起こした現象（筋の付着部炎，停止部の筋断裂などが繰り返し起こってきた‥）なのである．

　この症例から筋力と運動は相対的な力関係にあり，筋力5の世界で起こる過用症候群（Overuse Syndrome）が筋力3ではレジスタンス運動負荷により引き起こされ，筋力2では筋力3の抗重力という負荷でも引き起こされたのである．

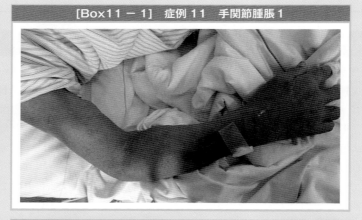

[Box11－1] 症例11 手関節腫脹1

[Box11－2] 症例11 手関節腫脹2

Tutorial

(総合診療医 G)：まさに日常起こり得る話ですね！

(指導医 M)：医療者としては反省させられる話です.

G：過用症候群は，筋力が MMT 3 以下まで低下した場合には安静でも関節炎，付着部炎が起こり得ることを知識としてもたねばならないのですね.

M：そのとおりです. そうして筋力が低下している場合には自宅における過用症候群を意識した生活指導や職業指導を理解できるまで指導しなければならないということに尽きます.

G：入院治療だけでなく生活の場での運動療法指導なんですね.

M：お任せリハではなく，総合診療医，家庭医としてのホームエクササイズ（家庭における運動療法指導）方法を理解するということです. これは全ての医師に対する基本知識として持つべき知識ではないかと考えています. 特に今回のように患者が肉体労働者であればなおさらです. 同じようにサルコペニア合併高齢者，虚弱（フレイル）高齢者も同様になります.

G：ホームエクササイズが指導できるようになれば素晴らしいですね.

M：そのとおりです. ホームエクササイズが指導できるということはまさにHigh-value Care に繋がります.

高価値な医療と低価値な医療
High-value Care & Low-value Care

高価値な医療：

　筋力と運動は相対的な力関係にあり，筋力5の世界で起こる過用症候群（Overuse Syndrome）が筋力3ではレジスタンス運動負荷により引き起こされ，筋力2では筋力3の抗重力というベッド上での低運動負荷でも引き起こされる，ということを知ることは High-value Care に繋がる有用な知識である．

低価値な医療：

　低運動負荷で起こる誤用症候群の理解不足や筋力 MMT3 を正常な筋力と判断する認知エラーは，患者の運動療法に過剰負荷をかけ，激しい痛みと精神的ストレスを生じさせる過用症候群を引き起こす．

Glossary

1）Barré Sign

　軽い上肢の麻痺を判定する，錐体路徴候の検出方法とされている．手のひらを上に向けて両上肢を「前にならえ」のように前に伸ばした状態で目を閉じたときに，麻痺がある側の上肢が軽く回内して落ちてくると陽性．運動麻痺の診察に用いられる．上肢バレー徴候（Barré Sign）と下肢バレー徴候（Barré Sign）がある．下肢バレー徴候（Barré Sign）は腹臥位にさせて下腿を約135度くらいに膝を屈曲させてそのままその肢位を維持してもらう．麻痺側の下肢はだんだん下に落ちてくると陽性．

Short Lecture：Barré Sign の盲点[1]

　Barré Sign は四肢麻痺の有無を観る神経学的診察法で一般的に知られている．特に脳卒中患者の運動麻痺の有無を調べる診察法で Barré Sign 陰性であれば麻痺はないかの如くプレゼンテーションしている医師らも見受けられる．診察では上肢を肩屈曲90度まで挙上させ目を閉じたまま上肢の内転保持を命じる．上肢の保持に左右差が観られれば保持できず下がった側が麻痺と見なされ陽性となる．Barré Sign 陽性は臨床的には意味があり，Barré Sign 陰性は両上肢MMT3+ で麻痺の有無は正確にはわからない．MMT4 レベルで不全麻痺のある可能性もある．実際には患者は麻痺側の脱力を訴えているが，Barré Sign 陰性のため麻痺なしと判断されている症例もあるのである．Barré Sign 陰性の場合には次は抵抗負荷にて麻痺の有無を確認するというステップへ進むべきである．**[Box11 − 3][Box11 − 4]** で症例写真を示す．

[Box11 − 3]　上肢 Barré Sign

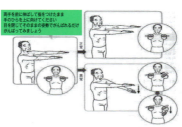

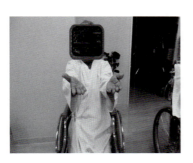

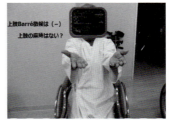

Barré Sign は MMT3+ または 3-　MMT3 以下の麻痺評価に適している

[Box11-4] 上肢 Barré Sign(-) →次のステップは抵抗負荷による筋力評価

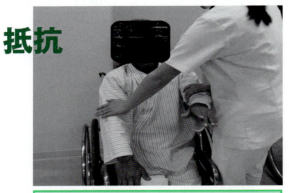

筋力評価でMMT4～5の軽度麻痺ではBarré Signでは正常となる．上肢筋に抵抗負荷をかけてはじめてMMT4-, 4+ 5-レベルの筋力低下や麻痺がみつかる．

Recommendations

・筋力低下がある場合には弱い運動負荷でも過用症候群が起こる．

・重力に抗する負荷（自動挙上運動）は筋力MMT3で可能だが，MMT 2まで筋力低下した場合は自動挙上運動の低運動負荷でも大きな負荷となっている．

・自動挙上運動ができる運動は徒手筋力検査ではMMT3であり麻痺が回復したと誤謬する．

・自動挙上運動が可能だが徒手筋力検査でMMT4は回復していない場合には荷物を持ち上げる動作は大きな負荷となり過用症候群を引き起こす．

References

1） 本永英治：よくわかる徒手筋力検査と臨床運動学 , カイ書林 ,2016, p2-3.

Highlight

Case 11　A Case Report on a Patient Having Arthritis of the Shoulder, the Knee and the Hands Even in a State of Bed Rest

The clinical state of overuse syndrome can be interpreted by the relative relationship between muscle power and its load. It is important for generalists to understand that overuse syndrome can occur even by low load exercises for patients with muscle weakness in a state of bed rest. Therefore, when patients return to daily life, generalists should give their home-exercise guidance according to their patient's muscle power so as to prevent overuse syndrome such as arthritis and attachment tendinitis of muscles.

12 忍びよる原発性サルコペニア

□臨床指標 (Clinical Indicator) と■基準 (Criteria)

□ サルコペニアには原発性と2次性がある[1)]
- ■ 老化が原因で起こるサルコペニアを原発性と呼ぶ
- ■ 臨床面でのリスクは？
- ■ 予防的に何ができるか？適切な運動療法はあるか？

CHALLENGE CASE

　83歳男性．仕事は農業．妻と息子（精神疾患合併）との3人暮らしではあったが，2年前に妻が死去された．本人は小柄で体重は47kgであったが現在は35kgまで減少している．特に悪性疾患の合併はない．毎日耕運機に乗り畑を耕し，キビ植えつけ作業，雑草刈り，キビの収穫作業など，すべて自力で行っていた．5年前の雨の日，農作業中に滑って転倒し左アキレス腱断裂を引き起こし手術した．その後は左足関節可動域制限があり，杖を用いるようになった．このことをきっかけとして徐々に活動量が減り，次第に全体的に痩せてきた．

　2年前に妻が死去してから食事はスーパーでの弁当や惣菜などが多くなってきた．長年の農作業で腰部脊柱管狭窄症による左下肢坐骨神経痛と神経根症による左大腿・下腿筋の筋萎縮が認められたが，筋力低下には至っていなかった．

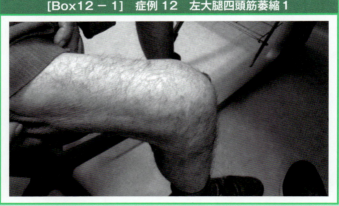

[Box12-1] 症例12　左大腿四頭筋萎縮1

CHALLENGE CASE

2年前体重は42.3kgと減少してきた．妻が死去したこと，同居の精神疾患の息子とのストレスなどから，うつ病になっていないかと高齢者総合的評価スクリーニング検査[2]を施行した．また徒手筋力検査も併せて施行した．

徒手筋力検査（2014年6月）
　頸部屈筋　MMT 4　腹筋　MMT 4+　横隔膜　MMT 5　腹式呼吸 OK
　上肢筋　MMT 4+　筋萎縮+　握力　右16 k g　左16.5 k g
　下肢筋　MMT 4+　筋萎縮+　腰痛+

高齢者総合機能評価（総合版）
1．意欲　問題なし
2．認知機能（1回目）：問題なし
3．手段的 ADL：外出を除いてほぼ自立
4．認知機能（1回目）：短期記憶は問題なし
5．基本的 ADL：入浴自立，排尿自立
6．情緒・気分：うつ傾向なし

2015年3月　体重40.3kg
下肢筋力は左中殿筋が4-以外は4+あるが四肢筋萎縮が著明．

悪性疾患の精査を行うが血液検査，上部・下部内視鏡検査異常なし，腹部超音波，胸部レントゲン＆CT，腹部CTなどの検査も現在異常なし．
2016年7月　体重35kg

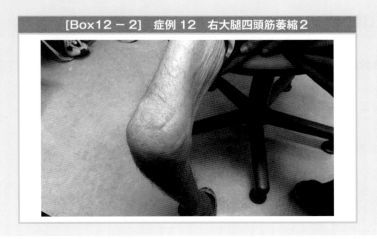

[Box12-2]　症例12　右大腿四頭筋萎縮2

CHALLENGE CASE

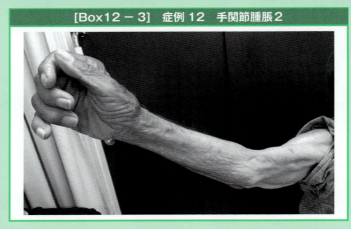

[Box12 − 3] 症例12 手関節腫脹2

食欲低下もほとんどないという．徐々に体重が減少し四肢筋力も著明に痩せている．

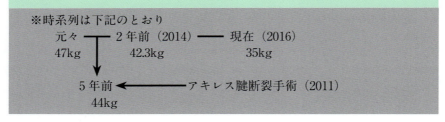

※時系列は下記のとおり
元々 ── 2年前（2014）── 現在（2016）
47kg   42.3kg   35kg

5年前 ◄──── アキレス腱断裂手術（2011）
44kg

Tutorial

(総合診療医 G)：次第に痩せて筋萎縮も進んでいますね．ADLはどうですか？

(指導医 M)：ADL低下はありません．車も自分で運転しています．

G：食事はどうですか？減っていませんか？

M：3食毎回全量摂取しています．介護保険制度の活用も私の勧めで入り，食事サービスも入っています．また息子さんと週に2回ほどレストランに行き，肉料理を食べるように勧めて実際に実行していますが，太らないと話しています．顔色も結構良いんです．

G：農業も以前のようにされていますか？

M：以前のようにはしていません．但し，耕運機を運転し畑を耕すことはしているとのことです．草刈り作業，キビ刈りなどは息子に任せているそうです．活動量が減り，自宅での寝起きが多くなってきていますので介護保険を利用した寝たきり予防のためのディサービスなどの活用を進めていますがその気にはならないようです．毎回，外来診察に来ますがやはり動作は遅くなり歩行スピードも低下しています．下肢筋は腰部脊柱管の狭窄による神経根症の影響で萎縮しますが上肢筋の萎縮は説明つかないです．

G：やはり原発性サルコペニアなんでしょうか．

M：筋力や体力に応じた生活場における運動療法指導をしていきたいですね．理論的には高タンパク食と抵抗運動を組み合わせます．

G：サルコペニアに対するレジスタンス運動と分岐鎖アミノ酸（BCAA）蛋白食[3]補給に関しては有効性が言われていますね．

M：それに加えて筋力低下に対して過用症候群を防ぐ筋力トレーニング方法が指導できれば High-value Care に繋がっていきます．

G：徒手筋力評価を重視し筋力に応じたメニューを作成していくんですね．

M：その通りです．

高価値な医療と低価値な医療
High-value Care & Low-value Care

高価値な医療：

　高齢者原発性サルコペニアの筋力低下対策が問われている症例で，栄養を含めて運動療法をいかにしていくかが重要である．また高齢者総合評価を用いて BPS（生物心理社会）アプローチをしている診療手法は High-value Care といえる．

　老いと向き合いやがて死ぬかもしれないといった不安あるいは諦めの境地でおられる老人たちには，食事療法・運動療法のアドバイス，そして心の通う BPS アプローチは心の支えになっている．

低価値な医療：

　だんだんと虚弱化している高齢者患者に対して慢性的に外来で薬処方のみで対応しているケースもある．

Glossary

1）高齢者総合機能評価[2]

　高齢者総合的機能評価では，高齢者を生活機能，精神機能，社会・環境の3つの面からとらえ評価する．評価すべき項目は，1. ADL　2. IADL　3. 認知機能　4. 気分・情緒・幸福度(Mood , QOL)　5. コミュニケーション能力 6. 社会的環境，からなる．

2）分岐鎖アミノ酸（BCAA）蛋白食[3]

　必須アミノ酸のうちでアミノ酸の炭素骨格が直鎖でなく，分岐している構造を有するバリン・ロイシン・イソロイシンの3種を総称して分岐鎖アミノ酸（BCAA）と呼ぶ．BCAA は，タンパク合成促進作用と筋タンパク崩壊抑制効果があり，特にロイシンが中心的な役割を果たしている．

Short Lecture：サルコペニアに対する原因別治療とレジスタンス運動の有効性[4]

　一般的な原則として，原発性サルコペニアに対してはレジスタンス（抵抗）運動と分岐鎖アミノ酸（BCAA）2g以上に糖質補給が，廃用性筋萎縮に対しては早期離床と早期リハビリテーションが，疾病が関与するサルコペニアいわゆる悪液質の対しては，高蛋白食，n-3系脂肪酸，有酸素運動，レジスタンス（抵抗）運動が，低栄養(飢餓，摂食・嚥下障害)が関与するサルコペニアには，エネルギー必要量を決め基礎エネルギー消費量が1日エネルギー摂取量より多い場合には運動療法を禁忌するなど，治療方針が各々の原因する疾患や病態により決められているのが特徴です．**[Box12－4]**

[Box12－4]　サルコペニアの原因別治療方針[5]

原発性（Primary　sarcopenia）
レジスタンス運動＋分岐鎖アミノ酸（BCAA）2g以上＋糖質

二次性（Secondary　sarcopenia）
1. 活動量に関連したサルコペニア
　　早期臥床　リハビリ
2. 疾病が関与するサルコペニア＝悪液質
　　高タンパク質　＋　n-3系脂肪酸　＋　有酸素運動
　　レジスタンス運動
3. 栄養（飢餓）が関連するサルコペニア
　　エネルギー必要量を決める
　　基礎エネルギー消費量が1日エネルギー摂取量
　　より多い場合は運動は禁忌
4. くすり　ステロイド
5. 侵襲・ストレス
　　外科的手術，外傷，骨折，精神的ストレス

　一般的な治療方針の中でレジスタンス（抵抗）運動は特に四肢筋力MMT4+以上に適切な運動であるために，MMT3-以下と四肢筋力低下の著しいサルコペニア患者，特に慢性炎症が起因する2次性サルコペニア患者の運動負荷に対する方法は個々人の体力や筋力に応じて具体的で個別的に細心の注意を払い計画しなければなりません．また原因別治療方針の中で，侵襲・ストレスによる場合，特に外科的手術，外傷，骨折などの侵襲の場合には体内代謝のあり方が異化期と同化期で異なるため治療方針も異なることに留意しなければなりません．

侵襲の異化期においては，過栄養はノルアドレナリンの分泌増加により栄養ストレスとして骨格筋の分解を促進するため，栄養は6～25Kcal/kg/dayとし，レジスタンス（抵抗）運動は禁忌です．この時期のリハビリテーションはストレッチや関節可動域訓練，自動運動，水平運動，座位保持・立位保持訓練や平地歩行などの運動負荷などが適切です．侵襲の同化期には高蛋白の栄養補給にレジスタンス（抵抗）運動が可能となります．

Recommendations

・サルコペニア合併した筋萎縮・筋力低下の高齢者には，適切な栄養指導・運動指導と同時に高齢者総合評価を通したBPSアプローチが望ましい．

・原発性サルコペニアに対してはレジスタンス（抵抗）運動と分岐鎖アミノ酸（BCAA）2g以上に糖質補給が栄養療法として推奨されている．

・原発性サルコペニアに対するレジスタンス運動は各々の体力，筋力に応じた運動プログラムが望まれる．

References

1）本永英治：よくわかる徒手筋力検査と臨床運動学，カイ書林，2016,p52-53.

2）鳥羽研二：高齢者の生活機能の総合的評価，新興医学出版社 2010,p3-6.

3）葛谷雅文，雨海照祥編.栄養・運動で予防するサルコペニア.医歯薬出版株式会社 2013 1st ed：,p42-47.

4,5）本永英治：よくわかる徒手筋力検査と臨床運動学，カイ書林 2016,p59-60.

Highlight

Case 12　A Case Report on a Patient Whose Primary Sarcopenia Developed Gradually

It is necessary for aged patients having muscle atrophy and weakness complicated with primary sarcopenia to receive not only proper nutritional and exercise guidance but they also should adhere to the bio-psycho-social approach through comprehensive geriatric assessment. A health care program provides high-value care when it includes resistance exercises and supplies branched-chain amino acids. The resistance exercise for primary sarcopenia may prevent overuse syndrome by means of a gradual exercise program customized for each patient's physical strength and muscle power.

13 肉体労働者に合併しやすい骨関節疾患－変形性関節症と神経根症

□臨床指標(Clinical Indicator)と■基準(Criteria)

□ 第一次産業に従事する肉体労働者への長年の労働過重負荷
- ■ 変形性関節症
- ■ 脊椎疾患の合併と神経根症
- ■ 高齢化によるサルコペニア，虚弱化への影響とは

CHALLENGE CASE

　82歳男性．初診外来で尿閉を訴えていた．高齢男性で尿閉を訴える時には，通常は前立腺肥大症などの泌尿器疾患を第一に考えるのだが，患者さんには身体的特徴があった．下肢筋筋萎縮，変形性指関節症（DIP 変形性関節症）である．写真を提供する．**[Box13 − 1 ～ 3]**

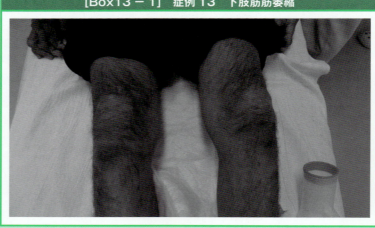

[Box13 − 1] 症例13　下肢筋筋萎縮

CHALLENGE CASE

[Box13 – 2] 症例 13　変形性指関節症 1

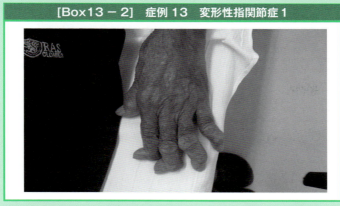

[Box13 – 3] 症例 13　変形性指関節症 2

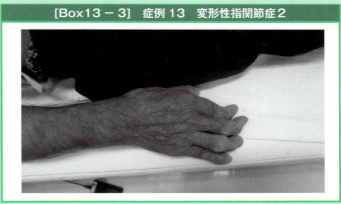

　患者の両下肢筋筋萎縮と手指の変形を診た時に，長年の労働による腰椎変形からくる腰部脊柱管狭窄症とそれに合併する腰部神経根症と馬尾症候群，指 DIP 関節に起こる変形性関節症のひとつヘバーデン結節を考えた．

　宮古島の高齢者の多くは長年第一次産業である農業（基幹産業はサトウキビ）に従事してきている．それ故に変形性関節症である変形性脊椎症，変形性肘関節症，変形性膝関節症，変形性手指関節症が特に多い．

Tutorial

（総合診療医 G）：地域特有の疾患を第一に考えたわけですね．

（指導医 M）：そうなんです．高齢者で第一次産業に従事しているという問診から，診察では変形性関節症の合併を先ず考えますね．

G：この地域の疾患確率を考えるわけですね．

M：研究したわけではないですが，陽性尤度比は高いと思いますよ．

G：つまり高齢者下肢筋筋萎縮から検査前確率が高いということですね．

M：地域特性を診断に取り入れるわけです．そういう意味でも患者の問診と身体診察が重要なんですね．下肢筋筋萎縮の中でも両下腿筋萎縮が著明です．この場合は変形性腰椎症⇒ L4/L5 あるいは L5/S1 の腰部脊柱管狭窄症⇒L4/L5 あるいは L5/S1 の腰部神経根症⇒両下肢筋萎縮，坐骨神経痛などを第一に考えるわけです．両下腿筋萎縮はシャンペンボトル筋萎縮と呼ばれ，しばしば Charcot-Marie-Tooth 病[1] の特徴であり鑑別に入れていきますが，高齢者，第一次産業従事者ということで可能性はかなり低くなります．写真を呈示します．**[Box13 − 4]**

G：特に地域を知らない医学生や初期研修医はそのことを知る必要がありますね．

M：そうです．よく医学生や初期研修医にこのような症例を呈示しますが，ほとんど頭をひねり多発性神経炎とか Charcot-Marie-Tooth 病[1] とか，めったにない疾患を挙げてきます．

G：そうして高齢化に伴うサルコペニアによる筋萎縮と筋力低下の合併も起こっているんですね．

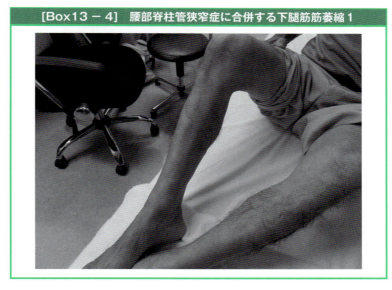

[Box13 − 4]　腰部脊柱管狭窄症に合併する下腿筋筋萎縮1

M：そういうことです．宮古島のような第一次産業に従事する高齢者の多くは，経済的に余裕のない歴史を踏まえて小学生の頃から農業を手伝い，そうして定年になる年齢に達しても収入を少しでも稼ぐために農業を続けているのがほとんどです．宮古島だけではありません．沖縄全体がそうです．その中でも離島に住む高齢者はほとんどが第一次産業に従事しているのです．キビ刈りの際には手足の筋肉を酷使します．鎌や手斧を持つ作業は手指関節を酷使します．常日頃からも草刈り作業でも同様です．またキビを束ね肩に担ぎます．肩，腰部，頚部などに重量負荷がかかります．長年続くと多くは変形性関節症になっていくのです．

　頚部神経根症や頚髄症の合併で上肢筋筋萎縮，肘変形で肘部管症候群の合併，胸部神経根症・胸髄症の合併で両下肢痙性麻痺，腰部神経根症で下肢筋筋萎縮などです．**[Box13 − 5]**

M：これらはひとつひとつ症状として出現している場合と重なり出現している場合もあります．重なっている場合には見た目は多発神経炎の症状に類似しています．

G：今回の尿閉はそれによるものですか？

[Box13 − 5] 腰部脊柱管狭窄症に合併する下腿筋筋萎縮2

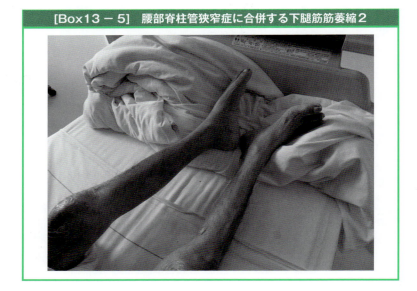

M：高齢者の尿閉は前立腺疾患が多いですが，糖尿病性神経障害による神経因性膀胱，下部腰部脊柱管狭窄症による馬尾症候群（S1/S2神経根症）も視野に入れる必要があります．

G：下肢筋筋萎縮の症状から馬尾症候群の合併を想定するんですね．

M：診断確率はこうして問診による地域特性を考えることや視診や身体所見などで一気に上ると思います．遺伝子検査で診断していくCharcot-Marie-Tooth病を思い浮かべる必要もなく，高い検査をしなくても良いのです．このことがHigh-value Careに繋がります．

G：地域特性を考えること・・・まさにプライマリ・ケアの原点ですね．

高価値な医療と低価値な医療
High-value Care & Low-value Care

高価値な医療：

　地域特性や歴史などを踏まえたうえで，一人の人間がどのように暮らしてきたかを考えることで特徴的な臨床像が浮かんできます．宮古島は，夏は干ばつや台風に見舞われ，また冬は乾燥した北風が4ヶ月近くも吹き荒れます．土地は作物が育ちにくく明治時代からキビ作農業と漁業に頼った厳しい暮らしをしてきました．そんな風土で生まれ育った現在のお年寄りたちは，小学生になる頃から畑作業に駆り出され，家族を支えるため高齢になるまで肉体労働をされてきました．定年退職する年齢に達してもなお年金生活では生計が立たず，農業に従事している方たちが大勢います．そんな中で特徴的な変形性の骨関節疾患を合併し，それによる神経麻痺，筋萎縮などが生じています．加齢によるサルコペニアを伴う筋力低下と混在する高齢者持有の臨床像は地域特性を考慮することで理解でき，今後の地域の健康増進啓発へと活動していくことは，地域という視点を持っているという意味で健康概念の広がりがあり High-value Care となります．

低価値な医療：

　人間を疾患と今ある点の存在だけで捉えた医療を展開するのは，患者中心の医療から離れた医療の姿になります．患者の歴史的な存在を考慮できないと，医師は既存の枠組みで患者を捉えその中にはめ込もうとします．当然患者中心ではありませんから医師－患者関係の構築には大きな溝ができ，コミュニケーション不足になっていきます．この中には信頼関係のある医療の展開は困難で大きなトラブルも生じる原因にもなっていきます．

Glossary

1）ヘバーデン結節

　ヘバーデン結節とは，指の第一関節の背側にできる骨の変形による膨らみのことをさし，この疾患を最初に報告したヘバーデン博士の名から「ヘバーデン結節」と呼ばれている．指 DIP 関節に発生した変形性関節症のこと．

2）馬尾症候群

　馬尾症候群とは，何らかの原因により，馬尾神経（脊髄の下端から伸びている神経の束）が圧迫されるために起こる神経障害（膀胱直腸障害，下肢の知覚麻痺，運動麻痺，勃起機能不全など）の総称です．おもな原因には，椎間板ヘルニア，腫瘍および膿瘍，外傷および脊椎麻酔による損傷，炎症などがある．

Short Lecture：Charcot-Marie-Tooth 病[1]

　Charcot-Marie-Tooth 病（CMT）は，1886 年に Charcot，Marie，Tooth の 3 人によって報告された疾患である．「遺伝子異常が関与した末梢神経疾患」の総称である．CMT の有病率は，欧米ではこれまで 2500 人に 1 人といわれており，日本でも人口 10 万人対 10.8 人との報告がある．2015 年より指定難病となった．CMT 関連の原因遺伝子は 80 種類以上が特定されている．

　CMT は正中神経の運動神経伝導速度を基準に，脱髄型，軸索型，中間型に大別されている．CMT の多くは若年発症（0 ～ 20 歳）であるが，50 歳前後での発症もあり二峰性を示す．典型的な症状に，扁平足，ハンマー趾，鶏歩，下腿優位の筋萎縮（逆シャンペンボトル型），感覚障害，深部腱反射消失などがある．

　CMT の治療に関して効果が証明された治療薬はない．新たな取り組みとして，下肢装着型補助ロボット（HAL-HN01）の医師主導治験が終了し，医療機器として認可され保険適応となった[2]．**[Box13 − 6]**

[Box13 − 6]　下肢装着型補助ロボット（HAL-HN01）の有用性[2]

歩行不安定症を起こす疾患群と HAL-HN01 の臨床的有用性（想定）

疾患群・病態	代表される疾患名	病変レベル	HAL の有用性（想定）
神経・筋疾患	脊髄性筋萎縮症（SMA），筋萎縮性側索硬化症（ALS），球脊髄性筋萎縮症（SBMA），筋ジストロフィー，遠位型ミオパチー，シャルコー・マリー・トゥース病，（CMT）など	運動ニューロンより下位病変	○
感染症	ポリオ		
免疫神経疾患 1	ギランバレー症候群（GBS），慢性炎症性脱髄性多発神経炎（CIDP）		
免疫神経疾患 2	多発性硬化症（MS），視神経脊髄炎（NMO）	運動ニューロンより上位病変	◎
神経変性疾患	パーキンソン病関連疾患（PD），脊髄小脳性症（SCD），遺伝性痙性対麻痺症		
脳血管障害	脳梗塞，脳内出血，くも膜下出血（SAH）		
感染症	脳炎後遺症，HTLV-1 関連脊髄症（HAM）		
周産期障害・先天代謝異常症	脳性麻痺，ウイルソン病，ポンペ病		
その他脳疾患	脳腫瘍，脳挫傷，正常圧水頭症（iNPH）		
脊髄障害	脊髄損傷，脊髄腫瘍，脊髄血管障害，HTLV-1 関連脊髄症（HAM）		

Recommendations

・肉体労働者には特徴的な長年の労働負荷で生じた変形性骨関節疾患の合併がある．

・歴史的な個人史を考え身体を酷使してきた高齢者をして捉えると，病態への理解がしやすくなる．

・高齢者の症状をみていく際に，地域特性を考えることはプライマリ・ケアの原点である．

References

1) 中川正法：シャルコー・マリー・トゥース病の遺伝子診断の進歩と治療戦略：日本内科学会雑誌 2016 105 巻 9 号；1855-1863.

2) 中島孝：平成 24 年～厚生労働省難治性疾患等克服研究事業「希少性難治性疾患－神経・筋難病疾患の進行抑制治療効果を得るための新たな医療機器，生体電位等で随意コントロールされた下肢装着型補助ロボット（HALHN01）に関する医師主導治験の実施研究」：第 6 回 HTLV － 1 対策推進協議会, 2014 年 3 月 13 日講演.

Highlight

Case 13　A Case Report of a Patient Having Bone and Joint Disease which often Occurs with Physical Workers —Osteoarthritis of the Elbow Joint and Radiculopathy

Many elderly people in the Miyako islands have performed physical work for a long time. Clinical features of this community include characteristics such as Heberden node as DIP osteoarthritis of the finger joints, muscle atrophy of the bilateral lower limbs caused by lumber canal stenosis, muscle weakness of the upper limbs caused by neurogenic bladder and cervical radiculopathy. Further characteristics shared by the community are muscle weakness of the intrinsic muscles of the hands caused by osteoarthritis of the elbow joint.

14

ポストポリオ症候群
－筋力2の世界との遭遇

□臨床指標(Clinical Indicator)と■基準(Criteria)

□ ポストポリオ症候群[1,2]を理解する
- ■ ポリオは脊髄前角細胞消失により弛緩性麻痺を呈する
- ■ 徒手筋力評価でMMT 3以下の著しい筋力低下がしばしばみられる
- ■ ポストポリオ症候群の臨床的特徴は小児期にポリオ発症後，回復していたあるいは障害され安定していた罹患筋肉に，10年〜40年以上も経過した後に新たに筋力低下などの症状悪化がみられることである

CHALLENGE CASE

　75歳男性．70歳までは歩行できていたとのこと．現在転倒しやすく歩行困難とのことで来院．小児麻痺による元来の右下肢麻痺が認められた．右下肢全体の筋萎縮は著明，左下肢は右下肢同様に筋萎縮が認められる（生後3ヶ月で発症，小児麻痺といわれる．最近は左下肢も細くなってきている）．最近1日2〜3回前の方へ転倒するとの訴えがある．**[Box14－1]**

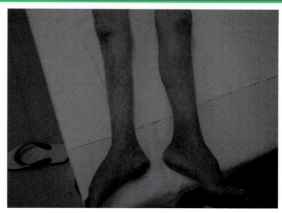

[Box14－1]　症例19・ポリオ患者の両下肢筋萎縮

加齢による脊髄前角細胞減少により
筋萎縮・筋力低下が進行する

CHALLENGE CASE

患者の筋力評価を施行した．[Box14−2]

[Box14−2] 症例19・ポリオ患者の徒手筋力検査

徒手筋力検査

上肢の筋力	Rt	Lt	下肢の筋力	Rt	Lt
Trapezius	4＋	4−	Iliopsoas	1(2＋)	3＋
Deltoid	4＋	4＋	Quard	0−1(2＋)	3＋
Biceps	4＋	4＋	TA	0	3＋
Triceps	3−	3−	TP	0	3＋
Grip	14kg	10kg			

右足関節の足関節背屈・底屈筋力はゼロであった．
右腸腰筋と四頭筋筋力は徒手筋力検査でMMT2＋レベルであった．

Tutorial

(総合診療医 G)：ポストポリオ症候群とは何ですか？

(指導医 M)：ポストポリオ症候群とは小児期に罹患したポリオの患者が高齢化による脊髄細胞の減少によりこれまで顕在しなかった非麻痺側と思われた四肢筋に麻痺が出現すること，また麻痺肢も悪化がみられること，で原因は老化に伴う脊髄前角細胞の減少なども考えられています．

G：老化に伴い機能障害が出現してくるということですね．

M：そうなんです．元々疲れやすいなどが症状ですが，麻痺や筋力低下として顕在化してくるんですね．詳細は成書に記載してありますので参考にしてください．

元来，罹患肢は前角細胞が障害を受けますので弛緩麻痺でほぼ完全麻痺が多いのですが，前角細胞障害の程度により不全麻痺肢もありますので細かな診察が必要になります．

G：細かな診察とは？

M：徒手筋力評価で，特に筋力MMT2レベルが多いので，姿勢を考慮した徒手筋力評価が必要になるのです．

G：MMT3以下は体位や肢位位置を変えた評価が必要ですね．

M：ここが最も重要なポイントです．この患者は仰臥位では下肢の挙上が困難で完全麻痺に見えました．ところが側臥位にして評価しなおすとMMT2+レベルだったのです．

G：臨床では間違いを起こしやすいのですね．

M：まさに盲点なのです．

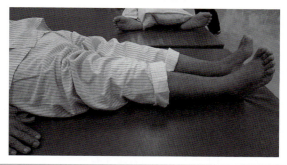

[Box14-3] 仰臥位の下肢挙上[3)]

下肢挙上不能はしばしば完全麻痺に間違えられる

M：臨床医学教育ではこのことを伝えてくれていません.

G：元気な方たちが筋力評価の対象ですからね.

M：筋力 MMT2 を MMT ゼロと判断することは，患者に可能性がないことを伝えているようなものです.

G：MMT2 の場合は ADL 維持や改善のために何かできることがある可能性が高いのです.

M：そういうことで体位による徒手筋力検査を理解することは大変重要なことですね.

G：そうなんです．この患者は側臥位では股関節屈曲・伸展と膝関節屈曲・伸展運動は可能で，腹臥位では膝屈曲は不能でした．仰臥位では股関節屈曲できず，右下肢は完全麻痺にみえました.

M：この患者のことで質問を作成しました.
 <u>質問 1 ：この筋力で患者は歩けますか？</u>
　　 1．歩ける
　　 2．歩けない
　　 3．支えれば歩ける
　　 4．Drop foot なので短下肢装具を作成し
　　　　足の背屈を補助すれば歩ける
　　 5．Quardriceps の筋力も弱いので長下肢
　　　　装具を作成すれば歩ける

M：答えは 3 でした．5 でも良さそうですが，長下肢装具は下肢筋 MMT2+ に対して重量があり相当重量負荷になり，痛みを誘発し歩けなくなりました.

G：このまま続けると過用症候群になるんですね.

M：質問２：将来この患者はどうなりますか？

G：車椅子移動で移乗動作は軽介助でしょうか？

M：その通りです．麻痺が回復していくことは困難ですから筋力増強訓練による筋肥大効果は期待できません．ポストポリオ症候群の患者に対して，廃用症候群を予防しながら過剰な負担を減らした援助が求められます．過用症候群の予防は痛みや炎症といったストレス侵襲から身体を守るという点で，High-value Care になりますね．

高価値な医療と低価値な医療
High-value Care & Low-value Care

高価値な医療：

　ポストポリオ症候群の患者の麻痺側は脊髄前角細胞の障害により障害脊髄レベルの支配筋は弛緩性麻痺の形をとっている．罹患筋の筋力低下により，元来の麻痺肢の筋力はさらに低下し，非麻痺肢も筋疲労や筋萎縮そして筋力低下が起こってくる．麻痺肢筋力は MMT3 以下が多くみられ，その筋力評価は姿勢や肢位を変えることによって正確に評価できる．正しく徒手筋力検査を施行し，筋力低下や過用症候群の予防を考慮した個別の運動療法プログラムは High-value Care へ繋がっていく．

低価値な医療：

　ポストポリオ症候群の患者の麻痺肢あるいは非麻痺肢の筋力は弛緩性麻痺の様相を呈し，さらに視診で重度の筋萎縮を呈している．筋力低下したポストポリオの患者に通常の筋力増強訓練を指示すると過用症候群を併発しさらに ADL 能力が低下する．そうして運動療法を絶つことで廃用性筋力低下が起こり寝たきりへの悪性サイクルに陥ってしまう．このことは避けたいことであるが，ベッド上仰臥位や座位での徒手筋力検査が正確にできないことから誤謬（認知エラー）が始まっている．

Glossary

1）ポリオ

　急性灰白髄炎（ポリオ）は，ポリオウィルスの中枢神経組織への感染により引き起こされる急性ウィルス感染症で，一般的に小児麻痺をして知られている．典型的な麻痺型ポリオ症例の場合，ポリオウィルスによる運動神経細胞の不可逆的障害により四肢の弛緩性麻痺を特徴とする症状を発症する．

Short Lecture : ポストポリオ症候群[1, 2]

ポストポリオ症候群の発症原因は？

　原因は特定されていませんが，ポリオの急性発症から回復する過程でできあがった巨大な運動単位（傷害を受けた運動ニューロンに支配されていた筋細胞は新しい軸索芽から出てきた運動ニューロンに再接続し巨大運動単位を構成する）が変性することによるものと考えられています．その他，運動単位の老化，筋肉の過用によるものも考えられています．

ポストポリオ症候群でみられる症状は？

　疲労，筋力低下，筋痛が主要3徴候であるが，他にも睡眠障害，呼吸機能障害，嚥下障害，ADL 能力低下などがみられる．

ポストポリオ症候群の診断基準は？

1．病歴，身体所見，典型的な筋電図所見からなる麻痺性ポリオの既往が存在する．
2．筋電図検査で以前の前角細胞病変に一致した変化が証明される．
3．神経学的および機能的回復の後，新たな筋力低下が生じるまで通常 15 年以上の安定した期間が持続する．

4．ポリオに障害された筋肉に，新たな筋力低下が徐々にもしくは突然に
　発症する．

5．新たな筋力低下が最低1年間続く．

6．上記4項目にあてはまる健康上の問題は，内科的，整形外科的，
　神経学的な疾患を原因としない．

Recommendations

・ポストポリオ症候群の MMT2 レベルの麻痺肢の筋力は，徒手筋力検査では
　完全麻痺あるいは MMT1 と判断されがちである．

・この筋力評価による誤謬（認知エラー）の発生は，筋力3以下の筋力検査を
　施行する場合，被検者の姿勢を変えたり，肢位を変えたりすることで筋力が
　正しく評価されるからである．

・筋力低下したポストポリオ患者は過用による筋付着部炎や関節炎を伴い
　やすく，その運動療法は個々のポストポリオ患者の筋力低下に対応じたもの
　でなければならない．

References

1）清水博之：ポリオの疫学．臨床リハ．2007; 16 (2): 114-120.

2）Kilgore E M, Halstead LS：ポストポリオ症候群の診断，評価と管理．
　臨床リハ．2007; 16(2) : 121-128.

3）本永英治：よくわかる徒手筋力検査と臨床運動学，カイ書林，2016，p4-5.

Highlight

Case 14　A Case Report of a Patient Having Post-polio Syndrome—Encounter with the World of Muscle Power 2

A problem with muscle power under MMT3, known as paresis, is commonly seen in patients having post-polio syndrome. Muscles power assessment can be evaluated exactly by the changing of posture and position. Prompt manual muscle power tests and individual exercise programs, with thought to prevent a muscle weakness and overuse syndrome, leads to high-value care.

15

運動不足が引き起こすサルコペニア －高齢者閉じこもり：中臀筋筋力低下

□臨床指標 (Clinical Indicator) と■基準 (Criteria)

□ 低運動症候群による筋力低下の特徴を理解する

■ 高齢者の低運動症候群で引き起こる 2 次性サルコペニア

■ 高齢者の転倒の原因は？

■ 転倒の原因に中臀筋筋力低下がある

■ 徒手筋力検査では中臀筋のチェックは必須である

CHALLENGE CASE

85 歳男性．やや家の中でひきこもりがち，趣味もほとんどなく食も細い．朝からテレビの前で座っているのがほとんどで，運動といえば家の周囲を歩く程度．膝関節変形はなく，下肢筋の大腿四頭筋筋萎縮が中等度認められる．杖歩行している．

徒手筋力検査結果を示す．

腸腰筋　　MMT 右 4- 左 4-

四頭筋　　MMT 右 4- 左 4-

中臀筋　　MMT 右 3+ 左 3+

前脛骨筋　MMT 右 4- 左 4-

全体的に下肢筋力は MMT4 － で，その中でも中臀筋筋力低下が目立っている．ベッドサイド簡易徒手筋力検査[1] はこうして臨床的に診察室で応用される．このようにあまり趣味もなく家に籠りがちな高齢者に，サルコペニアが起こり，さらには低活動性による筋力低下も加わっている．

Tutorial

(総合診療医 G)：徒手筋力検査をしてみると全体的に MMT4 −レベルで低下していますが，中臀筋のみが MMT3+ と低下しているのが特徴的ですね.

(指導医 M)：中臀筋は立位を保持する意味で大変重要な役割をする筋肉です. 中臀筋の筋力低下は片足立ちでの立位保持が困難になってきます.

G：立位保持や歩行時に大事な役割があるんですね.

M：中臀筋筋力低下は歩行でもトレンデレンベルグ歩行を呈してきます.

G：中臀筋筋力低下の予防は如何にしますか？

M：私の方策を示します.
　中臀筋筋力低下のため転倒危険あり. 中臀筋筋力は片足立ちに必要な筋力で安定なる歩行の確立には中臀筋筋力として MMT4+ レベルが必要です. 中臀筋筋力 MMT4 −以下なら介助歩行の指示，あるいは杖，歩行器を処方し同時に中臀筋筋力増強訓練を施行していきます. 中臀筋筋力が MMT2 レベルあるいは MMT3 レベルの際には運動訓練方法は低負荷から行い筋力アップに合わせて段階的に運動負荷を増やしていきます. また同時にストレッチ・柔軟体操を指導し，どのような有酸素運動や抗重力体操ができるかなど運動の組み合わせを考えていきます.

G：中臀筋筋力増強訓練を教示ください.

M：この症例をまとめますと以下のようになります. **[Box15 − 1]**

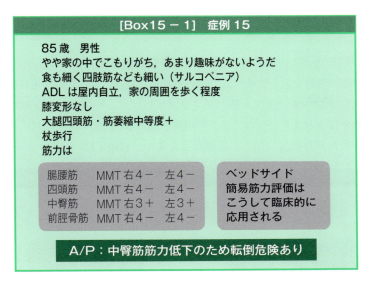

G：徒手筋力評価はここでも重要ですね．

M：そういうことになります．中臀筋の筋力増強訓練は各々の筋力に応じて段階的にしていくことが過用症候群を防ぐことになりますので，その考え方を示しましょう．**[Box15－2]**

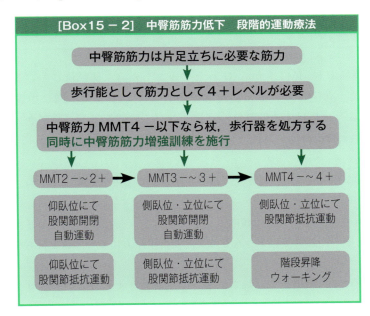

G：段階的に計画していくことが重要なことがわかりますね．

M：中臀筋筋力がMMT2－～2＋の場合の仰臥位における股関節外転（主動筋は中臀筋）運動を示します．この運動が水平で行っているため水平自動運動の低運動負荷となっています．筋力がアップすればゴムバンドなどを利用し水平抵抗運動を行うとよいですね．図表で中臀筋筋力MMT2レベルに対する仰臥位における股関節外転（股開き）運動を示します．**[Box15－3]**

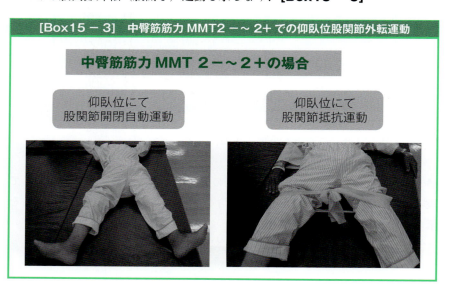

M：中臀筋力がMMT3-から3+へとアップしたら，側臥位における中臀筋自動運動，立位における自動運動を施行していきます．図に中臀筋筋力MMT3レベルに対する仰臥位，立位における股関節外転（股開き）運動を示します．**[Box15－4]**

G：これならホームエクササイズ指導が明日からでもできそうですね．

M：今回のような症例は比較的多いと思います．特に事務職員などホワイトカラー労働の高齢者であまり人との交流が苦手な方に多い印象を持ちます．

G：確かに事務職出身の高齢者に多い印象がありますので，サルコペニアの予防に指導できるようにしたいですね．

[Box15-4] 中臀筋筋力 MMT3−〜3+ での仰臥位股関節外転運動

MMT 3−〜3＋の場合

側臥位・立位にて股関節開閉自動運動 → 筋力アップ → 側臥位・立位にて股関節抵抗運動

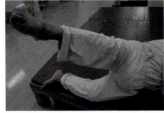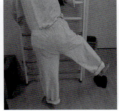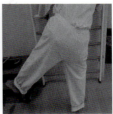

高価値な医療と低価値な医療
High-value Care ＆ Low-value Care

高価値な医療：

　高齢者の転倒の原因[2]には多くの因子が考えられているが，そのひとつに筋力低下なども挙げられている．筋力低下の中でも特に立位バランス筋である中臀筋に焦点を絞り，中臀筋筋力低下を防ぐことで転倒防止に繋がる可能性を示唆していることが意義あることと考えられる．さらに下肢筋力低下の程度に併せて行うそれぞれの訓練の内容を指摘している．大変教育的内容となっていてまさに High-value Care と云える．

低価値な医療：

　転倒予防のための徒手筋力検査などの評価や考察もなく，一度転倒した高齢者を医療安全対策と称し車いすやベッド上に抑制帯で縛っている光景が見受けられる．多くは認知症などがあり理に適っているが，そうでない症例もあるので注意をされたい．

Glossary

１）ベッドサイド簡易徒手筋力検査[1]

　2014年5月11日岡山で開催された第5回日本プライマリ・ケア連合学会学術大会にて筆者が「ベッドサイドにおける簡易徒手筋力評価の有用性−簡易検査法としての考案」で紹介した．

Short Lecture：2次性サルコペニア[3]

　サルコペニアは原発性サルコペニアと2次性サルコペニアに分かれます．原発性サルコペニアは加齢が原因で起きるとされ，2次性サルコペニアは多くの原因が誘因となり引き起こされます．一般に病棟に入院してくる高齢患者の多くは2次性サルコペニアと原発性サルコペニアが重なり，複雑に絡み合いながらも症状は筋力低下と筋萎縮という形で存在しているため，原発性サルコペニアと2次性サルコペニアを線引きしながら明らかにしていくのは容易ではなく，高い臨床能力を必要とされます．サルコペニアの分類を図で示します．**[Box15−5]**

[Box15−5]　サルコペニアの分類[3]
原発性（Primary sarcopenia） 　　加齢が関与したサルコペニア **二次性（Secondary sarcopenia）** 　1．活動量に関連したサルコペニア 　　　　ベッド上安静，不活発な生活習慣，体調不良 　　　　無重力状態 　2．疾病が関与するサルコペニア **（カヘキシアも含む）** 　　　　進行した臓器不全（心臓，肺，肝臓，腎臓，脳） 　　　　炎症性疾患，悪性腫瘍，内分泌疾患 　3．栄養が関連するサルコペニア 　　　　摂食不良，吸収不良，食思不振 　4．くすり　ステロイド 　5．侵襲・ストレス 　　　　外科的手術，外傷，骨折，精神的ストレス

2次性サルコペニアで分類1は，いわゆる廃用症候群や低運動症候群と呼ばれる身体状況でベッド上安静臥床が長期間に渡って続く場合に引き起こされます．

分類2は疾病が関与するサルコペニア（カヘキシアも含む）で，高齢入院患者の多くはこの疾病が関与する2次性サルコペニアが多く，進行した臓器不全（心臓，肺，肝臓，腎臓，脳），炎症性疾患，悪性腫瘍，内分泌疾患など多彩です．

分類3は栄養が関連する2次性サルコペニアで摂食不良，吸収不良，食思不振などが背景にあるが，その原因に慢性炎症や悪性腫瘍などの悪液質もあるため臨床では分類2と3は複雑に絡み合っています．

分類4は薬剤，特にステロイド長期服用に伴う筋萎縮という病態で，膠原病などのステロイド服用する患者に多くみられる2次性サルコペニアです．

分類5はいわゆるストレスが誘因となる2次性サルコペニアで多くは骨折や外傷，手術などの侵襲により引き起こされ，また長く続く不安や不眠などの精神的ストレスでも引き起こされる可能性が高いのです．

Recommendations

・ホワイトカラー系の職業出身者でひきこもりがちの高齢者に中臀筋筋力低下があり，転倒の原因となっている可能性がある．

・多くはひきこもりから起こった廃用性筋萎縮と筋力低下である．

・廃用性筋萎縮は運動療法により機能回復が期待できる．

・転倒既往の高齢者を診た場合，スクリーニングとしてベッドサイド簡易徒手筋力検査を施行し早期に廃用性中臀筋筋力低下に対応する．

・仮に中臀筋筋力が低下している場合において，中臀筋筋力低下の応じた個々の運動プログラムを作成しホームエクササイズとして指導していく．

References

1 ） 本永英治，杉田周一：ベッドサイドにおける簡易徒手筋力評価の有用性－簡易検査法としての考察．第5回日本プライマリ・ケア連合学会学術大会プログラム抄録集．2014 ,p292.

2 ） 星哲哉：転倒とそのリスク(提言－日本の高齢者医療) 2012 ; Consortium vol.1 , 尾島医学教育研究所 ,p98-103.

3 ） 本永英治：よくわかる徒手筋力検査と臨床運動学，カイ書林，2016 ,p156-159.

Highlight

Case 15　A Case Report of a Patient Having Sarcopenia Caused by Low Movement—A Muscle Weakness of the Gluteus Medius Muscle of Elderly People who Have Few Social Relationships

Elderly people who have few social relationships often experience muscle weakness of the gluteus medius muscle caused by their low movement and disuse. For this reason, falling can occur for elderly people. The gluteus medius muscle has, as the agonist muscle, a major role to enable standing on one leg. Functional recovery by exercise therapy can provide a solution for disused muscle atrophy. When generalists observe elderly people who have a history of falling, a bedside simplified manual muscle power test should be performed. In this way they can find muscle weakness of gluteus medius muscle at an early stage. It is important to perform exercise programs according to their individual muscle weakness.

16 高齢肥満者に頻繁にみられる過用症候群

―サルコペニック・オベシティ―

□臨床指標 (Clinical Indicator) と■基準 (Criteria)

□ サルコペニック・オベシティ[1,2] 発症の背景を知る
- ■ 高度肥満，変形性膝関節症の合併からくる大腿四頭筋筋力低下
  - ➡ そして引き起こされる低運動症候群と高度肥満化の悪性サイクル
- ■ 変形性腰椎症，変形性頸椎症合併にてサルコペニック・オベシティが加速化進行

CHALLENGE CASE

75歳男性．身長155cm，体重85kgと高度肥満．仕事は農業で長年の激しい労働で肘は変形性関節症を併発し肘部管症候群に伴う両側尺骨神経麻痺で両手指の変形が10年ほど前からみられていた．また変形性頸椎症による頸椎神経根症，変形性腰椎症による腰部脊柱管狭窄症ならびに腰部神経根症，変形性膝関節症も合併し，握力低下と両下肢筋萎縮・筋力低下が見られていた．

今回は活動性膝関節炎（偽痛風）に伴い歩行困難となり入院した．

[Box16－1] 症例16 両側肘部管症候群と頸椎症性神経根症の合併による手指変形

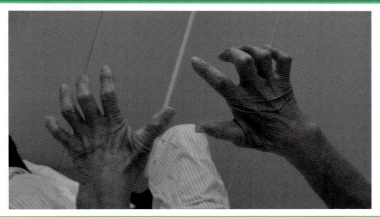

CHALLENGE CASE

[Box16-2] 症例21 両膝変形性関節症（右膝関節内水腫）

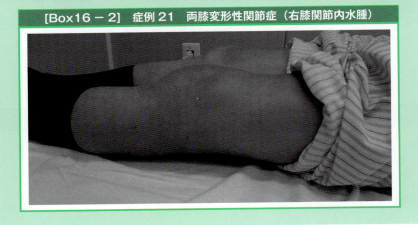

Tutorial

(総合診療医 G)：体重負荷に対して両膝変形性関節症のため大腿四頭筋筋力低下となり偽痛風関節炎を起こしたということですね！

(指導医 M)：先生，だいぶ理解が良くなりましたね！この患者さんは肥満を合併しメタボリック症候群なんですね．腹囲が105cm，中性脂肪359mg/dl，高血圧合併し高インスリン血症の状態が持続している可能性が高いです．このままいくと血管の老化が進み，動脈硬化を背景に臓器合併が重なって起こっていくことが予想されます．

G：変形性膝関節症のため歩行困難や立位不安定など運動障害が出てきています．

M：低運動状態ですね．食欲はどうですか？

G：それがよく食べるそうです．食欲は旺盛で毎日のようにお友達と一緒にお酒も飲むんだと話しています．大変朗らかで友達も多く社交性もあります．

M：両手の機能も悪く下肢機能も悪い．このままいくと寝たきりが待っています．

G：食事の改善を図り運動療法を指導しなければいけませんね．

M：その通りです．

G：奥さんやお友達にも理解してもらう必要がありますね．

M：よくお友達とお酒を飲むということとなれば，また地域の中でもそういう習慣があれば，地域に出向いて健康教育を始めとする健康増進運動をしていかなければ根本的な解決に繋がらない可能性はありますね．模合（もあい；ただの飲み会ではなく，毎月，決まった金額を集めて，それを順番に毎月メンバーの誰かがもらうという仕組み）などの集会で飲むアルコール量を減らすか，工夫が必要ですね．

G：このようなサルコペニック・オベシティの患者は増加していく可能性はありますね．

M：贅沢な過栄養食文化を背景に生まれた病態で，高齢者のサルコペニアによる筋力低下に加え肥満症を合併し，高インスリン血症を背景に糖尿病を始めとする多内臓臓器疾患の合併と機能障害を合併した病態です．

G：ほとんど歩かないのに食欲があり肥満化していく・・・怖いですね．

M：若い頃から介入していかないと効果は出ないかもしれません．

G：総合診療医としてまさに取り組みたい健康課題のひとつですね．

高価値な医療と低価値な医療
High-value Care ＆ Low-value Care

高価値な医療：

　高度肥満が原因で起こる様々な臨床的問題がある中で，高齢者のサルコペニック・オベシティ患者は容易に重症化し，処置や治療に難渋し，医療費もかかるため早急の課題となっている．重度の動脈硬化疾患（心筋梗塞や脳梗塞）を引き起こしてくることのメカニズムを患者やその家族に啓発し，過食文化を背景に生まれた健康問題として地域で取り組んでいくことは High-value Care と云える．

低価値な医療：

　高度肥満高齢者に対して何らかの治療的介入を図らず，放置し，対策のないまま経過観察していくことは地域社会にとってもマイナスとなる．長期にわたる人工呼吸器管理が続くことで，長期入院（ベッド占有）など医療費増大というリスクを負っていることを予測し，早期対策していくことが望まれる．

Glossary

１）メタボリック症候群

　メタボリックシンドロームとは，内臓脂肪型肥満（内臓肥満・腹部肥満）に高血糖・高血圧・脂質異常症のうち 2 つ以上を合併した状態をいう．日本語に訳すと代謝症候群，単にメタボとも言われる．以前よりシンドローム X，死の四重奏，インスリン抵抗性症候群，マルチプルリスクファクター症候群，内臓脂肪症候群などと呼称されてきた病態を統合整理した概念である．

2）高インスリン血症

　インスリンの働きが悪い状態（インスリン抵抗性）があると，血液中のブドウ糖が体の細胞に取り込まれにくく高血糖を招く．この状態を抑えようとインスリンが過剰に分泌され，血液中のインスリン濃度が高くなっている状態を高インスリン血症という．

Short Lecture : サルコペニック・オベシティ[1,2]

　サルコペニアに，肥満によるインスリン抵抗性を合併した高齢者の場合，サルコペニア高齢者群と比較しても転倒しやすく IADL の低下が著しいという特徴が指摘されています．高齢者は運動量が低下しており肥満合併により変形性膝関節症や腰痛などの筋骨格系異常を伴いやすく，仮に食欲低下が伴わなければ肥満を助長させやすい身体状況でもあるといえます．肥満はメタボリック症候群の合併を引き起こし，さらには高インスリン血症，インスリン抵抗性を合併し，糖尿病，心血管障害などを併発しやすくフレイルに移行しやすいのです．サルコペニアとサルコペニック・オベシティの診断を **[Box16 − 3]** に示す．

[Box16 − 3]　サルコペニアとサルコペニック・オベシティの診断[3]

サルコペニアの診断クライテリア

1．筋肉量減少
2．筋力低下
3．身体能力低下

＋やせ

サルコペニック・オベシティの診断

1．筋肉量減少
2．筋力低下
3．身体能力低下
4．インスリン抵抗性
5．軽度炎症

＋肥満

◎サルコペニック・オベシティを合併した高齢者はサルコペニア高齢者の群と比較して転倒しやすい，IADL の低下が著しい，という特徴がある．

Recommendations

・高度肥満高齢者は内臓肥満を合併したインスリン抵抗性という特徴があり，メタボリック症候群を背景に重度の動脈硬化疾患の合併へと進行し臨床上重大な問題である．

・高齢肥満患者には変形性膝関節症などが伴いやすく，それを機に低運動状態となり，さらに加齢に伴う筋力低下と合併したサルコペニック・オベシティ状態へ進行するという悪性サイクルがある．

・さらに肉体労働してきた高齢者には特有の骨関節疾患がありさらに筋力低下と肥満を助長させている．

・本人や家族への高度肥満の健康害に対しての啓蒙教育と地域社会への健康問題としてのアプローチが望まれる．

References

1）小原克彦：サルコペニック肥満の臨床．日老医誌．2013; 50: 773-775.

2）Prado CM, Wells JC, Smith SR, et al : Sarcopenic obesity: a Critical appraisal of the current evidence. Clin Nutr. 2012 ; 31: 583-601.

3）本永英治：よくわかる徒手筋力検査と臨床運動学，カイ書林，2016，p60-61.

Highlight

Case 16   A Case Report of an Elderly Patient Having Overuse Syndrome that is Commonly Seen in Elderly Obese Patients—Sarcopenic Obesity.

Elderly obese patients often experience complications with osteoarthritis of the knee. It can produce a vicious circle, namely they want to move so rarely that they will fall into sarcopenic obesity complicated with the muscle weakness accompanied by aging.

Patients with sarcopenic obesity are elderly people with high grade obesity. It is characteristic of this type of patient to develop insulin resistance accompanied with visceral obesity. Furthermore, they will develop the critical problem of having severe arteriosclerosis based on metabolic syndrome. Generalists should explain the ill effects for health of high grade obesity, and should take the proper approach in enlightening health education for their patients and the general public in the community.

17

頸椎症性神経根症と
上肢筋力低下
一過用症候群を考える

□臨床指標 (Clinical Indicator) と■基準 (Criteria)

□ 頸椎症性神経根症とは
- ■ 頸椎神経根症には障害部位により症状が変わることを知るべきである
- ■ 障害部位により高位診断が推測できる
- ■ 頚・肩・腕症候群の正体は？
- ■ 職業と仕事中の姿勢と頸椎症性神経根症

CHALLENGE CASE

　61歳女性．職業はヘルパー．老人介護施設で寝たきり老人の介護をする専門職．夜勤は月5回．ヘルパーとしての仕事の内容は入浴介助，おむつ介助，ADL介助．特に夜勤では2時間おきの体位変換作業があり，前かがみ姿勢でその作業をしている．

　主訴は左肩凝り，左頸部から肩，上腕外側部，前腕外側部，手掌部にかけてしびれと痛みであった．針がささったようにチクチクした激しい痛みを訴えていた．

　左手関節背屈負荷にて左上腕骨外顆部に痛みを誘発できたがその部位の腫脹は認めなかった．また左前腕外側部の筋萎縮（腕橈骨筋など）を認めた．

[Box17 - 1]

CHALLENGE CASE

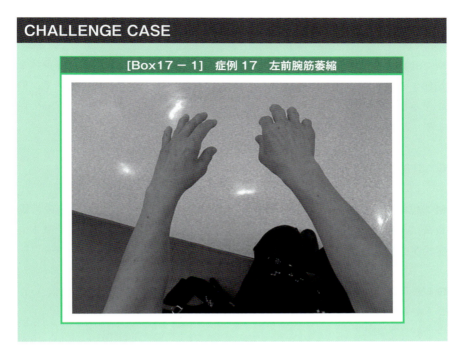

[Box17 − 1] 症例 17　左前腕筋萎縮

Tutorial

(総合診療医 G)：左前腕筋の萎縮がありますね．

(指導医 M)：ここで診断学へのアプローチが必要になりますね．どうしますか？

G：筋萎縮がありますので，筋萎縮性側索硬化症などの疾患との鑑別をしなければならないですね．

M：可能性としては否定できないですが最初に思い浮かべる疾患ではないような気がします．

G：問診が重要になりますね．

M：61歳というと老化が進んでくる年齢です．その方が夜勤を含めて身体を酷使する介護の仕事をしているんですね．さらに介護動作の時の姿勢で．前かがみで多くの寝たきり高齢者の方々に体位変換処置を2時間毎に行っています．相当の頚椎と腰椎負荷がかかっています．

G：長年ヘルパーの仕事を専門的にされてきたんですね．

M：想像できますか？生活のために始めた介護専門職でしたが，その労働負荷は当初肩こりとして出現し，徐々に頚肩腕症候群として前腕・手掌まで症状が広がっていったのです．

G：そうして頚椎に変化をきたし神経根圧迫による筋萎縮が起きてきたということでしょうか？

M：その可能性が最も高いのではないでしょうか？その可能性が引き起こした病態に対してアプローチをしながら，重度である神経難病や筋原性疾患などを鑑別していくという方法が，High-value Careになるのではと考えます．

G：仕事中の姿勢を工夫したり，労働負荷を減少することで症状が改善したらそれで良いということになりますね．

M：そうなんです．できますか？

G：介護する高齢者のベッドを高くしてなるべく体位変換介助やオムツ介助の際の前かがみ姿勢をなるべく直立に近づけるように指導します．介護労務の合間に休息を入れ体幹ストレッチ，頚部筋ストレッチ，肩関節自動ROM訓練，下肢のハムストリングスとアキレス腱ストレッチなどを指導します．介護保険施設の管理者にも病態を説明し労働負荷で症状が軽減するので業務改善ができないのかどうかなど相談していきます．

M：何よりも本人自身に疾患が姿勢や過剰労務などから悪化していくことを説明し，自己健康管理能力を高めていくことで，ストレスのない健康状態が迎えられることを説明します．

G：それだけでも患者さんは喜びますね．

M：ていねいに説明し，ていねいに診察すること，そして患者の人生の歩みを理解してあげ，患者の訴えを傾聴し共感することでも，信頼関係が構築されHigh-value Care に繋がります．

G：本当にそう思います．

高価値な医療と低価値な医療
High-value Care ＆ Low-value Care

高価値な医療：

　疾患や症状の原因を探る前に最も重要なことのひとつは問診である．今回の症例は左前腕筋の筋萎縮が症状として挙げられたが，問診で難病を浮かべるより，職業などの性質を考え姿勢や有効な運動と休養などのアドバイスができたことは，High-value Care の提供になる．

低価値な医療：

　前腕筋萎縮の鑑別に，問診から肉体労働しているといった職業情報も得られないまま，発生頻度の少ない神経難病や遺伝性神経疾患などを多く列挙し，遺伝子検査などを始め多くの高価な検査を施行する．結局有効な治療方針もたてられず，患者に不必要な不安を抱かせている医療は Low-value Care といえる．

Glossary

1）筋萎縮性側索硬化症

　筋萎縮性側索硬化症（Amyotrophic lateral sclerosis，ALS）は，重篤な筋肉の萎縮と筋力低下をきたす神経変性疾患で，運動ニューロン病のひとつである．極めて進行が速く，半数ほどが発症後3年から5年で呼吸筋麻痺により死亡する（人工呼吸器の装着による延命は可能）といわれている．治癒のための有効な治療法は現在確立されていないが「リルゾール」がALS治療薬として日本では保険収載されている．2015年6月，急性脳梗塞などの治療薬として使われてきたエダラボン（商品名：ラジカット）が「筋萎縮性側索硬化症における機能障害の進行抑制」として効能・効果の承認を受けている．

2）頸肩腕症候群

　頸肩腕症候群（けいけんわんしょうこうぐん）は，首筋から肩・腕にかけての異常を主訴とする整形外科的症候群の一つである．肩腕症候群（けんわんしょうこうぐん），頸腕症候群（けいわんしょうこうぐん）などともいう．また作業関連筋骨格系障害ともいわれている．座業労働やストレスを原因とする場合が多い．かつてキーパンチャー病と呼ばれたものもこの疾患に入る．

Short Lecture：頸椎症性神経根症

　頸椎症性神経根症とは，首の骨や関節などが変形することで起こる「頸椎症性」と，頸椎から出ている神経に障害が起きる「神経根症」という2つの要因が合わさって，痛みやしびれなどが現れる症状のことをいいます．加齢による頸椎変形が，頸椎症性神経根症の主な原因としてあげられています．頸椎の中には「脊髄」という神経と，そこから出ている「神経根」という神経が通っています．神経根が圧迫されたり刺激を受けることで，上腕・前腕・手の痛みやしびれが出現し，重症の場合は上肢や手の筋力低下や首周りや肩周りの筋力の低下も生じます．

脊髄神経の運動神経と感覚神経の合流する神経根は脊柱管から椎間孔を通るときに骨性圧迫を受け，その後前枝と後枝に分岐します．解剖シェーマを [Box17 − 2] に示します．前枝は上肢筋を支配する神経叢になり，後枝は伸筋である脊柱筋を支配しています．つまり頚椎神経根症を合併すると頚部伸筋群は筋萎縮・筋力低下が起こりやすく，頭蓋骨の重量を支えるため頚部伸筋群は過度の重量負荷がかかってきます．そのことは慢性頚部痛，頚部伸展筋付着部炎，筋緊張性頭痛などの原因と成り得ると考えられます．

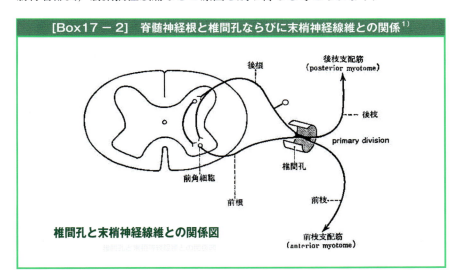

[Box17 − 2]　脊髄神経根と椎間孔ならびに末梢神経線維との関係[1)]

椎間孔と末梢神経線維との関係図

Recommendations

・頚肩腕症候群は肩こりなどを主症状とする疾患名で仕事中の作業姿勢など職業と深く関連している．

・頚肩腕症候群の症状は職業による労働負荷が繰り返し続くこと（過用）で起こり，さらに頚椎に負荷がかかり頚椎症性神経根症が合併しさらに重度化していく．

・前腕筋萎縮・筋力低下の患者に対するアプローチはていねいな問診から始まる.

・作業姿勢を変えたり，作業工程の工夫をすることで頸椎への負担を減じることができるので，病態の患者への説明と家族や職場の理解も必要となる.

References

1 ）千野直一：臨床筋電図・電気診断学入門. 医学書院 1981 2nd ed: p77（図68）.

Highlight

Case 17　A Case Report of a Patient Who Suffered from the Cervical Radiculopathy and Muscle Weakness of the Upper Limbs—Overuse Syndrome

The cervical-shoulder-arm syndrome often occurs when the work load is overused. Furthermore, cervical radiculopathy is complicated when the cervical vertebrae is loaded, and muscle atrophy and weakness of the upper limbs and of the intrinsic muscles of the hands occurs. Patients having muscle weakness have to do daily work with severe pain caused by attachment tendinitis, and may exacerbate their cervical-shoulder-arm syndrome. So generalists should advise their patients concerning proper work load so as to prevent the overuse and to provide high-value care.

第3章

コモンディジーズに対する
運動療法・運動学の基本を
学ぶ症例

18 サタディナイト症候群に頭部 CT
　　 ―下垂手；橈骨神経麻痺―
19 五十肩―肩回旋腱板炎（断裂）
20 肩こり　姿勢指示で緩和する肩こり頭蓋骨と
　　 頸椎の運動力学関係を探る
21 他動不全症例：麻痺と誤りやすい下垂足の診断
22 高齢者腹筋筋力低下
23 腰痛と対策
24 不全麻痺と運動療法
25 痙性麻痺と運動療法
26 高齢者運動療法とサルコペニア
27 筋力低下した高齢者患者の在宅での運動療法の基本

18

サタディナイト症候群に頭部 CT
―下垂手；橈骨神経麻痺―

―高・低価値医療―

□臨床指標 (Clinical Indicator) と■基準 (Criteria)

□ サタディナイトパルスィ（橈骨神経麻痺）の症状は下垂手と物が握れない
- ■ 下垂手と握りが弱い，の症状から橈骨神経麻痺が説明可能か？
- ■ 症状の理解には運動学の知識が不可欠
- ■ 自動不全とは
- ■ 他動不全とは

□ 予後予測は立てられるか
- ■ 神経伝導速度による診断
- ■ 神経伝導速度による検査ができない場合は

CHALLENGE CASE

　アルコール大量飲酒後に泥酔状態となりそのまま寝てしまった．朝起きると右手が握れないことに気づき来院する．来院時に下垂手所見あり．握力も低下している．診察した医師は当初サタディナイト症候群（橈骨神経麻痺）を考えたが，握れない動作を観察し正中神経，尺骨神経麻痺も考えられるため，さらに高位のレベルでの麻痺（腕神経叢，頸椎疾患，脳疾患など）を考慮し，頸椎レントゲン，頸椎 CT，頸椎 MRI，頭部 CT・MRI など多くの検査を施行した．いずれの検査でも異常なく外来フォローとなった．症例としては日常しばしば遭遇するサタディナイト症候群（Saturday Night Syndrome）・橈骨神経麻痺の症例である．

Tutorial

(指導医 M)：救急室でしばしば遭遇するが自信を持って診断・治療できる臨床医は少ないですね．橈骨神経支配する手関節背屈筋の麻痺(筋力低下)に加え，手の握りも困難になっていることにより正中神経，尺骨神経支配筋の筋力低下を考え迷路に入ってしまうのです．

(総合診療医 G)：臨床症状を説明できないと不安ですね．

M：そういうことです．橈骨神経麻痺を理解するには自動不全と他動不全という概念を理解しないと全体像がみえてきません．これは High-value Care に繋がる重要な鍵となる部分です．橈骨神経麻痺（radial nerve palsy）を呈した時に握力が困難になっている理由が説明できない臨床医がほとんどです．握力は指の屈筋作用で行うことができ，指屈筋は I 〜 III 指が正中神経支配，IV，V 指が尺骨神経支配なので橈骨神経麻痺だけでは手の握りが弱くなるのが説明できないのです．

G：確かに難しいです．

M：下垂手の位置では麻痺がなくても手の握りが困難になる理由があり，それが他動不全（Passive insufficiency）と自動不全（Active insufficiency）と呼ばれる筋の伸長の状態から生まれた概念なのです．

G：Active insufficiency（自動不全）とは何ですか？

M：手関節屈曲位で握力が十分に発揮できない，それは筋の長さは短い肢位では力が入りにくいからです．このことを Active insufficiency(自動不全）と呼んでいます．筋長と張力（Muscles Length-tension relationships）[1]という概念があり緊張が(Muscles lengths)の 70 〜 110% の時に最大張力が得られる，

とされています．筋長が緩んだ状態では有効な張力が発生できないのです．
橈骨神経麻痺の時の下垂手の肢位では指の屈筋群の筋長が緩み短くなるため
有効な握力が得られず，症状としては「手に力が入らない」「握ることができ
ない」などを訴えてくるのです．

G：Passive insufficiency（他動不全）とは何ですか？

M：橈骨神経麻痺の症例では，手関節屈曲位では指伸筋腱は引き伸ばされる
ために深指屈筋，浅指屈筋の屈曲が制限されているために握り（Grip）が困難と
なり物を持つことができなくなります．収縮筋(主動筋)の拮抗筋の過伸展の
状態や筋腱短縮や皮膚萎縮（瘢痕皮膚）がある場合には主動筋が正常であっても
正常な筋力は得られません．
　このことを Passive insufficiency(他動不全）と呼んでいます．このことは
ストレッチ体操や関節可動域訓練がいかに重要であるかを示しています．高齢者は
身体の老化で筋腱短縮や関節可動域制限などがみられます，ストレッチ体操を
毎日十分にすることで Passive insufficiency(他動不全）を防ぐことができるの
ですよ．

G：他動不全と自動不全を理解すると橈骨神経麻痺による下垂手で握力が低下
することが理解できますね．

M：診察所見だけで自信を持ち診断ができ，不要な検査をしなくて済みます．

G：予後予測はどうですか？

M：泥酔状態で寝たまま起きたわけですから，不良な肢位が続いたことで橈骨
神経の圧迫による麻痺が生じたということが予想されます．神経伝導速度の
検査により麻痺の程度がはっきりしてきます．比較的重度の軸索障害か，比較的
軽度の脱髄障害か，そんなことがわかります．

G：治療や生活のアドバイスはどうすれば良いですか？

M：橈骨神経の単神経麻痺の場合には正中神経と尺骨神経は問題ないので手の握りはできます．しかし下垂手の状態では握りに力が入らないので，手関節を背屈位70度に持ってくると普通に力が入ります．自動不全を解決してあげたわけです．橈骨神経麻痺が回復する，つまり治癒するまでは手関節を背屈位にしておけば日常の動作はすべてOKになります．長時間の圧迫の場合は軸索障害が起こりますが，この場合は回復してくるのに時間がかかります．長い場合は2〜3ヶ月ぐらいでしょうか？それでも確実に回復します．リハビリですが手関節と指関節の可動域訓練のみで十分です．可動域さえ問題なければ回復してきたときに通常の筋力が発揮できます．可動域に制限があると他動不全という運動力学的問題が生じ正常な筋力が発揮できません．

M：まずは患者さんに「ひとまずはご安心ください．必ず回復するでしょう」と声かけることで患者は安心して治療に取り掛かることができます．やるべきことは可動域訓練と手関節を背屈にし（アルフェンスシーネで簡単にできる）ながら，日常動作をすることです．最初の回復徴候は手関節背屈の水平運動が出現してきます．これはMMT2レベルの手関節背屈筋力ですので水平運動で確認できます．

G：ベッドサイドにおける徒手筋力検査がここで大変役にたちます．

M：患者さんに治癒する傾向がでてきていることを伝えるだけで患者は安心して前向きに治療に取り組めます．ただ手関節背屈筋力のMMT 2を評価するには特別の肢位で評価しないと完全麻痺にみえるので，ここにテクニックが必要です．

G：水平運動により手関節背屈ができる肢位ですね．

M：理解できましたか？

G：明日からの臨床に使えそうです．有難いです．

高価値な医療と低価値な医療
High-value Care ＆ Low-value Care

高価値な医療：

　橈骨神経麻痺の症状である下垂手の時に手の握りが弱くなる症状を自動不全と他動不全の運動学的概念の理解で説明ができることが確保とした診断に繋がる．そのことは不要な検査を省くことが可能となる．回復の兆しは MMT ２レベルの動きで持って早期に気づくので正しい徒手筋力評価の診察手技を身につけることも High-value Care に繋がる．

低価値な医療：

　明らかにサタディナイト症候群・橈骨神経麻痺とわかるのに救急室で深夜に頭部 MRI や頚部 MRI などの高価な検査を施行し，それでもなお診断がはっきりしないと患者を不安に陥れる医療の姿がある．

Glossary

１）サタディナイト症候群（Saturday Night Syndrome）

　腕枕などで一定のあいだ，この橈骨神経を圧迫し続けると，橈骨神経麻痺が起こることがあり，カップルたちがしがちな腕枕によって起こることから，「ハネムーン症候群」「サタディナイト症候群」などとも呼ばれている．

２）軸索障害

　圧迫による末梢神経障害には髄鞘（ミエリン）障害と軸索（アクソン）障害がある．軸索障害は麻痺が回復するのに時間がかかり Axonotomesis と呼ばれる．髄鞘障害は麻痺は数日から数週間で一時的で Neurapraxia と呼ばれている．

Short Lecture：手関節背屈筋 MMT 2の評価は？[2]

　橈骨神経麻痺（下垂手）の回復は症状からもわかります．最初はまったく動かなかった手関節背屈が水平運動（MMT 2）で引き出せます．垂直（上向き）での背屈（MMT 3）は困難なので回復していないように見えます．担当医として回復の兆しに早く気づき患者さんに回復の兆候を伝えることで，患者は希望へと胸が膨らみ，精神的ストレスが減るのです．手関節水平運動を**[Box18 − 1]** に示します．

[Box18 − 1]　座位姿勢での手関節背屈・掌屈の徒手筋力検査

座位姿勢での手関節背屈・掌屈の徒手筋力検査
手関節背屈筋（手関節伸筋）

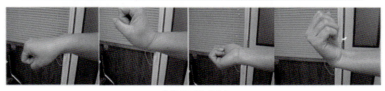

MMT3 以上

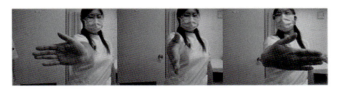

MMT2 を診る―水平運動

Recommendations

・橈骨神経麻痺の症状である下垂手を理解するには運動学の知識が必要である.

・下垂手の際に手の握力低下がみられるのは自動不全と他動不全が起こっているからである.

・手関節背屈位 70°の位置で手の握力は正常となる.

・末梢神経障害の回復過程を理解することは臨床に応用できる.

・橈骨神経麻痺の回復兆候は手関節背屈筋力が MMT 2 で観察できる.

・姿勢や肢位を変えることで MMT 2 の徒手筋力評価は正確にできる.

References

1) Houglum PA, Bertori DB. 統括監訳者 武田功, 他：ブルンストローム臨床運動学 原著第 6 版. 医歯薬出版株式会社 , 2014. p134.

2) 本永英治：よくわかる徒手筋力検査と臨床運動学 , カイ書林 , 2016 , p26.

Highlight

Case 18　A Case Report on a Patient Having Drop Hand Syndrome Caused by Radial Nerve Palsy

It is necessary for generalists to have high knowledge concerning kinematic viewpoint for the symptom of drop hand caused by radial nerve palsy. Especially required is the understanding of the kinematic conception concerning passive and active insufficiency. With this knowledge, generalists can provide high-value care to their patients.

Furthermore, recovery of palsy can be observed when patients develop a muscle power of MMT2 of their wrist flexor. Generalists must perform manual muscle power tests through horizontal exercises. When they are performed exactly they are indispensable to providing high-value care.

19

五十肩－肩回旋腱板炎（断裂）

―運動療法のホームエクササイズで指導―

□臨床指標 (Clinical Indicator) と■基準 (Criteria)

□ 五十肩を理解する[1]

■ 肩回旋腱板断裂，石灰沈着性肩回旋腱板炎などの総称名[1]

□ 五十肩に対する運動療法をマスターする

■ コッドマン体操の理論を学ぶ

■ 五十肩に対するホームエクササイズを指導する

CHALLENGE CASE

　57歳男性．高校時代バスケットボールをしていてボールを投げる動作で右肩を痛めたことがあった．その後は特に右肩痛はなかったが，右肩の可動域制限があり特に肩関節内旋運動に制限があった．特に日常動作には影響がなかった．右肩の関節可動域の訓練をしている最中に（肩関節外転・屈曲・内旋）右肩に激痛が走り右肩内転，屈曲，内外旋運動が激痛のため困難となった．1～2カ月安静で様子をみていたが，症状は悪化し痛みは持続，可動域も制限されたままで日常動作にも影響が出た．

Tutorial

（総合診療医 G）：外来に時々このような患者が来院されますね.

（指導医 M）：そう五十肩はまさに一般病ですね. 名前から 50 歳になると起きてくると思いがちですが，60 歳，70 歳，また 80 歳の高齢者にも多くみられます.

G：どういう疾患ですか？

M：肩の痛みを訴える疾患は幾つか挙げられますが，五十肩の多くは，肩回旋腱板（棘上筋）断裂[1]でしょう. 症状は似ているが急に肩の痛みを訴えてくる疾患に肩峰下滑液包炎[1]，石灰沈着性回旋腱板炎[1]，上腕二頭筋腱腱鞘炎などもありますので，診断には鑑別が必要ですね.

G：肩の診察は難しいですね.

M：肩関節は人間の身体の中で運動自由度が大きく，そのため運動の種類も多いのが特徴です.

M：そのため肩関節運動には多くの筋肉が関与し複雑化していますので頭を整理する必要があります. まずは言語化が必要です.

G：言語化とは？

M：肩関節運動を言語化していくのです. 例えば，肩関節屈曲運動，肩関節外転運動，肩関節内転運動，肩関節内外旋運動などの医学用語で表現することです.

G：患者が肩関節痛を訴えているときに医師はこのような医学用語を用い表現していくのですね.

M：そうなんです．単なる肩痛ではなく，肩挙上運動（屈曲・外転）の際に痛みが誘発される，と表現するのです．これは重要な医学情報です．

G：運動には筋肉が関わっているのでどの筋肉を使用した時に痛くなるのか絞れてきますね．

M：その次は運動に関わる筋肉の付着部位をおおよそ覚えることです．特に肩関節回旋腱板を構成している筋肉の付着部が重要になります．

G：解剖は苦手だなぁ・・・

M：いくら覚えても人間の記憶力は衰えていきますから，診察室には肩関節の模型を置き，いつでも引き出せる解剖学アトラスなどもあれば便利ですね．

G：痛みの出現している急性期や腱断裂・骨折などが関わっている場合には専門医に紹介するとして，私ら総合診療医は肩痛を訴える慢性期の患者に上手く対応していかねばなりませんね．

M：その時に肩関節の運動を指導していく必要があります．コッドマン体操という概念を知っていますか？

G：振子運動とかアイロン体操とか呼ばれていますね．理論はどうなっていますか？

M：しばしば初期研修医らにこの体操の理論モデルを紹介します．まさに運動学を利用した可動域改善方法なのです．

G：痛みをとる方法ではないですね．

M：目的は肩関節の可動域訓練で，肩の挙上が困難な場合に立位姿勢を前方に屈曲する肢位をとることにより水平運動にて可動域訓練をするということです．

G：重力のかからない運動なんですね．

M：関節運動は重力がかからないと痛みが激減するんです．そのことを利用した運動療法です．もうひとつは筋力トレーニング方法です．肩関節が痛い⇒挙上困難⇒安静⇒肩挙上筋の筋力低下⇒挙上困難・・そんな悪循環も同時に起きています．拘縮と一緒に筋力低下も起きています．関節拘縮改善運動と筋力増強訓練が必要になりますね．

G：肩関節拘縮改善運動はコッドマン体操で良いですね．筋力増強はどうしますか？

M：肩関節を動かすと痛みが出るので関節を固定するような運動が適しています．

G：といいますと？

M：アイソメトリックス運動です．実際にはアイソメトリック運動に類似したものでも効果的です．例えば腕立て伏せを壁に向かって行うことから始め，徐々に地面に向かって行っていく．荷物を肘伸展位で下した状態で持つ，または外転90度で保持した状態で持つ・・そんな運動です．保持した状態は動きがないのでアイソトニック運動ではあるのですがアイソカイネティック運動（荷物を持ちあげる動作）よりは負荷が軽いはずです．筋力がつくと関節にかかる負担が減りますから筋力増強は拘縮予防運動と共に取り入れていかねばなりません．

G：運動には色々と種類があるんですね．求心性収縮とか遠心性収縮とか・・・難しいそうですけど実践していきます．

M：運動学を理解すると世界が広がっていきます．頑張りましょう！

高価値な医療と低価値な医療
High-value Care ＆ Low-value Care

高価値な医療：

　五十肩と呼ばれる病名は幾つかの疾患が合わさってできた名称である．肩の運動は自由度が高いがゆえに複雑である．この肩関節に関わる筋肉，腱などの理解と運動学の視点が診断と治療を進めていく上で重要である．五十肩の拘縮予防のための運動であるコッドマン体操の臨床的意義を運動学的視点から理解し，患者に指導することができれば High-value Care の提供となる．

低価値な医療：

　五十肩の痛みで肩関節挙上（上肢挙上）を中心に肩関節が動かしにくくなる．可動域訓練の指導や導入もなく NSAID 薬の処方のみで対応すると，時に凍結肩（Frozen Shoulder）と呼ばれる肩関節拘縮が引き起こされ ADL 低下や生活動作の低下となる．

Glossary

1）肩関節回旋腱板断裂

　棘上筋，棘下筋，小円筋，肩甲下筋の４つの筋肉が集合してできた腱の総称が回旋腱板である．名前のように肩の回旋運動を始め，肩関節挙上（上肢挙上）運動などにも大きく関わっている．その腱板が断裂を起こすのが回旋腱板断裂である．多くは棘上筋断裂であり加齢共に発生頻度が増していく．腱板の加齢による脆弱性が基盤になり上肢の挙上運動時に肩峰と上腕骨の間に摩擦が生じ断裂すると考えられている．

2）肩峰下滑液包炎

腱板断裂が生じると，上腕骨骨頭の求心性が保たれなく，上肢挙上時に上腕骨骨頭が上方へ移動し，回旋腱板と肩峰との間に介在する肩峰下滑液包が強い圧迫を受ける．その滑液包に炎症が起こるのが肩峰下滑液包炎．痛みの性質はかなり強いのが特徴である．

3）石灰沈着性肩回旋腱板炎

回旋腱板の表面に石灰が沈着し激しい痛みを伴う疾患である．安静時にも肩の痛みがあり，単純Ｘ線で石灰の沈着物が認められることで診断できる．

4）上腕二頭筋腱断裂

上腕二頭筋は，いわゆる力こぶを作る筋肉で，上端が２つに分かれている．分かれた外側は長頭と呼ばれ，その長い腱（長頭腱(ちょうとうけん)）は肩関節のなかを通って肩甲骨関節窩の上に付着する．もう一方の内側の頭は短頭と呼ばれる．上腕二頭筋下端は，太い１本の腱で橈骨(とうこつ)（前腕の親指側の骨）に付いている． 上端の断裂は長頭腱に限って生じる．下端の腱断裂は上端の腱断裂と比べて約３の１と少ない．

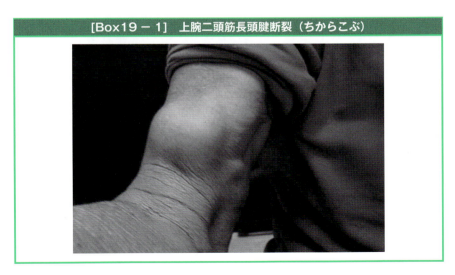

[Box19－1] 上腕二頭筋長頭腱断裂（ちからこぶ）

5）アイソメトリック運動（等尺性収縮運動）

筋が関節角度を変化させないで収縮する運動で，重量負荷やレジスタンス負荷はない．筋肉を静止したまま筋収縮させる．

6）アイソトニック運動（等張性収縮運動）

運動範囲を通して筋の負荷量が一定で重力に抗して垂直に荷重を持ちあげる．例えば手に10kgの重りを持ち上に挙げる運動．

7）アイソカイネティク運動（等速性収縮運動）

運動の速度が一定の筋収縮運動で，荷重を増やすことで大きな筋収縮が必要となる．

Short Lecture：五十肩とコッドマン体操（Codman`s pendulum exercize）[2]

凍結肩，肩峰下滑液包炎，肩回旋腱板炎，石灰沈着性腱板炎，腱板断裂などは総称して五十肩と呼ばれています．五十肩に罹患すると肩関節の可動域が制限され上肢挙上が困難となります．その際に一般的にコッドマン体操（Codman's pendulum exercize）を指導しますが，どういう治療理論があるのでしょうか？

筋ベクトルと筋モーメントは関節の位置によって決まります．力の方向が重力と平行あるいは下を向いている場合はすべての力が牽引力です．立位で伸展している肘関節は上肢の重量は完全に牽引力として作用し回転成分を持ちません．コッドマン体操の振り子運動はこの作用に基づいて，肩関節の可動域を改善するために運動療法に用いられます．上肢の重量の牽引成分は，関節窩で上腕骨骨頭を下方に動かし，肩関節の屈曲と外転の運動を起こします．またこの自動的な運動による関節の牽引は，関節内での滑液の循環を改善させる，と報告されています．

肩関節挙上運動には肩関節屈曲と外転運動があるが主に筋力MMT3以上で可能となる運動です．コッドマン体操の振り子運動は筋力MMT2で可能な運動であるため肩関節にほとんど負荷がかかりません．また身体を前屈した肢位で行うとスタート肢位である上肢伸展位（上肢を垂らした肢位）は肩関節屈曲90°となり，すでに可動域90°が得られています．振子運動の最終点は90°以上の可動域となり，水平運動というエネルギー消費の少ない運動で効果的な可動域が得られるという点で優れた運動療法です．[Box19－2]にコッドマン体操（Codman's pendulum exercize）を示します．

[Box19－2] コッドマン体操（Codman`s pendulum exercise）

五十肩の際にCodman`s pendulum exercizeを指導します．どういう理論で行っていますか？

筋ベクトルと筋モーメントは関節の位置によって決まる
　力の方向が重力と平行あるいは下を向いている場合は，すべての力が牽引力である．立位で伸展している肘関節は，上肢の重量は完全に牽引力として作用し回転成分を持たない．
　Codmannの振り子運動はこの作用に基づいて，肩の運動を改善するためにリハビリテーション初期に用いられる．上肢の重量の牽引成分は，関節窩で上腕骨骨頭を下方に動かし，肩関節の屈曲と外転の運動を起こす．またこの他動的な運動による関節の牽引は，関節内での滑液の循環を改善させる．

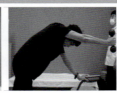

Recommendations

・五十肩を理解するには肩関節，上腕骨，肩甲骨，肩の運動学，肩の運動に関わる筋肉，その周囲の関節包，腱板などの軟部組織，さらに筋肉を支配する神経，栄養している動脈など多くの器官の解剖の理解が基本である．

・肩関節運動は人間の関節の中で最も自由度が高く運動種類も多い．

・五十肩は加齢による変性回旋腱板断裂や石灰沈着性腱板炎などを指している．特に上肢挙上（肩関節屈曲・外転）筋である棘上筋断裂が主である．

・回旋腱板の変性，断裂により，肩関節挙上（外転，屈曲）の際に上腕骨骨頭は上方へ移動し，肩甲骨肩峰と回旋腱板に滑液包が挟まれ炎症を引き起こしやすくなる．棘上筋断裂，肩峰下滑液包炎などを起こし，肩峰下インピンジメント症候群と呼ばれている．

・五十肩への治療で重要なもののひとつに肩関節拘縮を防ぐことがあり，コッドマン体操として知られている．

・コッドマン体操の原理を熟知し，関節負荷のかからない水平運動を行うことで肩関節拘縮を予防できる．どこでも何時でも一人でできる運動なので，肩関節に関わる筋群の筋力増強訓練と拘縮予防訓練はホームエクササイズとして位置付けられる．

References

1）井樋栄二：やさしい　肩の痛みの自己管理，医薬ジャーナル社，2008，p7-35.

2）本永英治：よくわかる徒手筋力検査と臨床運動学，カイ書林，2016，p143-144.

Highlight

Case 19　A Case Report on a Patient Having a Rotator Cuff Rupture (or "Fifty Years Old Shoulder" in Japanese)— Exercise Therapy in Home Exercise

One of the most important and well known therapies for rotator cuff rupture is to prevent contracture of the shoulder joint, and is called Coddmann's exercise. Generalists should have a lot of knowledge concerning the principles of Coddmann's exercise and should teach how to perform horizontal exercise with little load on the joint so as to prevent contracture of the shoulder joint. This is an exercise you can do by yourself, anywhere. It provides muscle power training for the shoulder joint and is a preventing exercise for contracture which can be done as a home exercise. Family physicians and general physicians must be well aware of the methods of the exercise in order to provide high-value care for patients suffering from chronic pain of rotator cuff tendinitis.

20

肩こり　姿勢指示で緩和する肩こり
頭蓋骨と頸椎の運動力学関係を探る

□臨床指標 (Clinical Indicator) と■基準 (Criteria)

□ 姿勢が関与する肩こり
- ■ 運動学的視点－人間の身体には３つのタイプのてこが存在している．
  そのひとつのてこが頭蓋骨と頸部伸筋筋力群とのつり合いの形である．
- ■ 肩こりの背景には頸椎症性神経根症による頸部伸筋・屈筋筋力低下が
  あることを考えることは重要である．
□ 生活の工夫
- ■ 姿勢を直す
- ■ 目線を変える

CHALLENGE CASE

　76歳，男性．仕事は農業．趣味はものかき，読書など多彩．既往に脳梗塞，軽度右不全麻痺の後遺症あり．

　肩こりが酷く頭痛もあり夜一睡もできない，という主訴で来院した．後頸部から両肩にかけて筋肉がパンパンに張っていて石のような硬さである．以前から両肩の凝りを訴えていたが一睡もできない程，肩こり，頭痛で悲鳴を上げているのは初めてのことだった．

　生活の様子をもういちど聞き出した．問診である．読書が好きで夜になると本を読んでいる．そして日記や書き物，さらに調べものをしているとのことであった．姿勢を問うた．

　書物やノートを飯台テーブルの下に置きうつむきながら書きものなどをしているとのこと．途中から肩がこり頭まで痛くなってくるとのこと．つまり頸部屈曲位だった．頸部屈曲位だと頭蓋骨の重心が前の方に移動し，モーメントアームが長くなるため頸部伸筋群を強く筋収縮しなければつり合いがとれなくなり，その結果頸部伸筋群と僧帽筋にかなりの負担がかかってくる．この姿勢が肩こりの原因ともなるのである．

CHALLENGE CASE

　この症例はまさに頸部屈曲位という姿勢に原因があったのである．頭蓋骨と頸椎の運動力学関係を図で示し，姿勢の改善と生活の工夫を指導した．

[Box20−1] 環椎後頭関節，頭蓋骨重心線（R）と頸部伸筋群筋力（F）の関係[1]

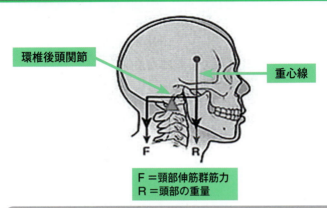

F＝頸部伸筋群筋力
R＝頭部の重量

環椎後頭関節においてFとRは釣り合う．
仮に頸部屈曲にて重心線が右（前）に移動すると
頸部伸筋群は釣り合うためのより筋力が求められる．
頸部伸筋群筋力が弱いと伸筋群付着部炎が引き起こされる．

　これは頭蓋骨の重心線（頭蓋骨の重さ＝レジスタンスアーム）とそれを支える頸部伸筋群筋力（フォースアーム）との関係でみることができる．この場合のてこの支点は環椎後頭関節上にあたる．環椎後頭関節においてFとRは釣り合う．仮に頸部屈曲にて重心線が左（前）に移動すると頸部伸筋群は釣り合うためのより大きい筋力が頸部伸筋群に求められる．

　私の指示通り（書物を目線の高さに置き頸部屈曲位を真直ぐに持ってくるように指示）に実践した．次の外来では痛みが取れた，肩こりも良くなってきた，と話した．肩を触れると石のような硬さだった筋肉が柔らかくなっていた．さらに続けるように指示した．1カ月後には嬉しそうに長年の肩凝りが改善したと報告を受けた．

Tutorial

(総合診療医 G)：まさに運動療法の極意となる話ですね．

(指導医 M)：そうなんです．金も場所もかからない方法です．

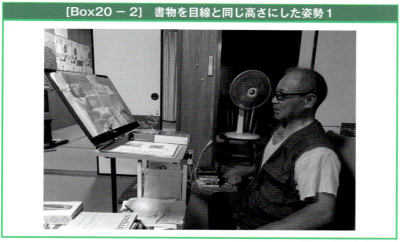
[Box20 − 2]　書物を目線と同じ高さにした姿勢 1

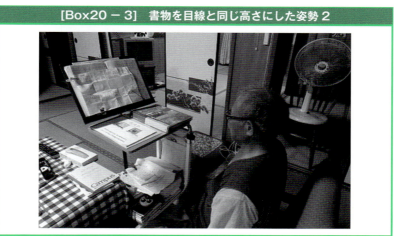
[Box20 − 3]　書物を目線と同じ高さにした姿勢 2

G：High-value Care とはこんなものではないですか？

M：農業での作業姿勢も指示しました．うつむき姿勢や上向き姿勢を作業の中で減らしていくことが予防になりますので，根詰めて作業をしないように，なるべく背筋を伸ばして目線と水平にもっていくようにする，などなどです．特に休みを入れて頚部筋のストレッチから体幹筋，四肢筋のストレッチを取り入れるというアドバイスです．

G：肩凝りはよくみる症状ですよね．

M：よくパソコン作業をしている職業とか，前かがみの姿勢で介護をしているヘルパーさんとかに目立って多いですね．もちろん試験勉強している学生なども肩凝っていますね．

G：睡眠不足や目の疲れなどの問題や精神的緊張も肩こりに繋がるといいますね．

M：血管を収縮させるような状態，つまり交感神経系の活動が副交感神経より優位になっているとのことです．

G：ストレスがかかっている状態なんですね．

M：肩凝りが強い場合には交感神経系の活動が活発になっていますので，その背景には強いストレスがかかっていることもありますのでレッドフラッグサインとして精査も必要になります．例えば発熱性疾患とか・・・

M：最初に頚部周辺の近接臓器が影響し易いので喉，頚部などを先にチェックすることも心がけたいですね．

G：アンカー型思考[2]に陥らないように・・

M：そうそう，頚部硬直といえば進行性核上性麻痺の神経難病や髄膜炎などにも表れる症状なので見逃さないように全体診察を心がけましょう．

高価値な医療と低価値な医療
High-value Care & Low-value Care

高価値な医療:

　長年の肩こりが姿勢を変えるだけで改善した，ということは High-value Care そのものです．頭蓋骨を頚部伸筋力が支えているので，頭蓋骨の重心線がちょっとでも前方に移動するだけで頚部伸筋群の負荷は増大することに着眼したのです．背筋を伸ばし，頭蓋骨が前に傾かないように書物を読む姿勢で目の高さと書物の位置がほぼ同一線上に並ぶように書物台を設置させ工夫したのです．それだけで改善したのです．臨床運動学の知識はここでも High-value Care として活躍しています．

低価値な医療:

　肩こりの訴えを重視せず，頚椎レントゲン，頚椎 MRI，頭部 MRI，それに血液検査を施行するも大きな異常がないので，NSAID 薬を処方する一般的対応です．普通に見られますが，肩こりが治癒しなければ患者は病院や医院を転々とし，同じような検査を何度なく行うも肩こりは解決せず，慢性疼痛として精神科に紹介していくという流れもみられます．基本的なアプローチが欠如しています．

Glossary

1）レッドフラッグサイン

　レッドフラッグサインとは，他の医療職種や専門家に紹介する必要のあるサインや症状の事を指している．レッドフラッグも視野に入れて診察を行う医師は 5% 以下であるという報告もある．

2）アンカー型思考[2]

最初に考え付いた診断に固執し，最初の診断をなかなか改めないことからくるバイアスを指す．

3）進行性核上性麻痺

進行性核上性麻痺は，中高年期に発症し筋固縮，眼球運動障害，嚥下障害，構音障害，後ろ向きに転倒しやすい傾向などを特徴とする疾患で徐々に進行していく神経難病のひとつである．うつ病と認知症などの精神症状も合併し，徐々にパーキンソン病と同様に，重度身体障害となり寝たきり全介助となる．

Short Lecture：人間の身体にみられる頚椎と頭蓋骨の関係と関係する疾患[3]

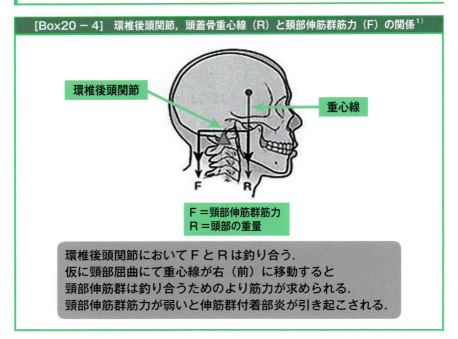

[Box20-4] 環椎後頭関節，頭蓋骨重心線（R）と頚部伸筋群筋力（F）の関係[1]

F＝頚部伸筋群筋力
R＝頭部の重量

環椎後頭関節においてFとRは釣り合う．
仮に頚部屈曲にて重心線が右（前）に移動すると
頚部伸筋群は釣り合うためのより筋力が求められる．
頚部伸筋群筋力が弱いと伸筋群付着部炎が引き起こされる．

臨床の場面では，頚部伸筋群筋力が低下すると伸筋群付着部炎，頚部伸筋，屈筋双方の筋力が低下すると環椎後頭関節炎などが引き起こされる可能性は

高くなると思われる（私の仮説）．例えば頸椎症性神経根症は頸椎の横突孔部位での骨性圧迫が起こるため根性の痛みとしびれが主症状のように見えるが，頸椎脊柱筋への分枝である後枝も圧迫され，後枝の支配する頸椎脊柱筋，つまり頚部伸筋群の筋力低下を合併することがしばしばあり得る．仮に若干の頚部伸筋群が筋力低下した場合，頭部前屈位は頚部伸筋群にとってかなりのストレスになっている．変形性頸椎症や頚部脊柱管狭窄症に伴う頚部神経根症に苦しむ高齢者は多く，頚部伸筋群や屈曲筋群の筋力低下が起きている可能性は高い．この場合，頸椎後頭関節部への負荷と頚部伸筋群の起始部・停止部での小出血，断裂などが起こり得るので注意が必要になり生活面での対策も重要である．対策としては頭部前屈位をなるべく避けることが重要になる．パソコンでキーボードを叩く姿勢や医師であれば手術する際の頚部前屈位，CPR処置の際の頭部前屈位などがそれにあたる．医師には頸髄症などの頸椎症疾患が多いのもこの姿勢に起因している可能性は高い．高齢者には座位や立位の時に前屈位（屈曲位）を避け，姿勢（背筋）を真直ぐに伸ばすことを習慣づけるように指示することは重要である．

Recommendations

・肩こりは一般的にみられる症状ですが，悪い姿勢が原因で起こってくる場合もあるので問診で1日の活動や作業内容を聞きだすことは治療の第一歩である．

・頭蓋骨の重心が前方に移動しているような姿勢がないかどうかは重要なチェックポイントである．

・生活の場で姿勢を正していくことは肩こりの改善に繋がる High-value Care となり得る．

・肩こりを臨床運動学的視野（頭蓋骨と頚部伸筋群とのつり合いの関係）で考えることで肩こりの原因を捉えることが可能になる．

References

1) Peggy A. Houglum, Dolores B. Bertori, 原著. 統括監訳者 武田功, 監訳者 他4名：ブルンストローム臨床運動学　原著第6版. 医歯薬出版株式会社 2014. pp38-45.

2) 徳田安春：臨床推論. 日本病院総合診療医学会雑誌. 2012；3(2)：22-27.

3) 本永英治：よくわかる徒手筋力検査と臨床運動学, カイ書林 2016, P112-114.

Highlight

Case 20　Shoulder Tightness can Be Improved by Following Advice for Daily Performance Posture The Relationship between the Balance of the Skull Bone and the Cervical Extensor Muscles

Indeed, shoulder tightness occurs for many reasons. Generalists should perform history taking from their patients so as to point out that it is caused by their working posture and daily performance posture. The author insists that generalists should keep in mind that some kinds of shoulder tightness can only be cured by following the advice to make a change in posture. Many persons experience shoulder tightness which is related to their working and daily performance posture. Generalists must consider shoulder tightness from a clinical kinematic viewpoint, namely from understanding the relationship between the balance of the skull bone and the cervical extensor muscles. High-value care is provided when generalists consider the cause of shoulder tightness in patient's daily life and provide ingenious solutions so as to see improvement of symptoms.

21

他動不全症例：麻痺と
誤りやすい下垂足の診断

―徒手筋力検査の基本手技―

□臨床指標 (Clinical Indicator) と■基準 (Criteria)

□ 足関節背屈可能を可能でないと判断する認知エラーが発生することがある
- ■ 他動不全とは関節可動域制限により正常な筋力が出ない状態に陥ることをいう
- ■ 下腿三頭筋（アキレス）腱が短縮すると足関節は背屈困難となる
- ■ 徒手筋力検査の前にすること．可動域と筋短縮の有無のチェックは重要である

□ 足関節可動域制限（拘縮，尖足位）は階段昇降が困難になる
- ■ 足関節背屈角度が０度以上でないと下肢交互動作による階段昇降が困難となるので，足関節可動域を正常に維持していくことは重要である

CHALLENGE CASE

　56歳男性．肢帯型筋ジストロフィー[1]．近位筋優位の筋力低下があるため座位姿勢（椅子から）からの立ちあがり動作が困難，床からの立ち上がりはできない．そのため毎回立位のまま診察している．立位だと歩行も可能となる．特定疾患診断のため（筋ジストロフィーの診断は遺伝子検査や免疫化学染色で細かい診断に至る）来院，徒手筋力検査を立位のまま行った．長ズボンを履いていたので膝下までまくり上げ施行した．最初の徒手筋力検査では前脛骨筋筋力 MMT　０と判断，２回目の徒手筋力検査では MMT 4- であった．

Tutorial

(総合診療医 G)：なぜ１回目と２回目でこのように大きな筋力の差が起きたのですか？

(指導医 M)：立位のまま施行したことによります．また最初に視診で誤謬が生じました．

G：どういった内容の誤謬ですか？

M：足関節が背屈できない理由は筋力低下が原因にある，といった誤謬です．

G：そうではないですか？

M：一般的にはそうですが，例外があります．足関節が拘縮しているときです．具体的には足関節運動には底屈と背屈がありますが，その時に足関節底屈筋（下腿三頭筋）が短縮していると立位では底屈は可能だが背屈ができなくなります．筋力が MMT4 ～ 5 でもできないとみえます．

G：なるほど・・・．どうすれば誤謬を防ぐことができますか？

M：徒手筋力検査施行前に関節の可動域をチェックするのが基本です．通常は触診で筋緊張，可動域をチェックします．今回座位がとれないという本人の訴えがあったので立位のまま施行してしまったわけです．筋ジストロフィーの特徴に筋短縮があることを忘れていました．

G：筋力４はどうやって確認したのですか？

M：立位で行ったのですが，足関節を底屈位に置き，その位置から背屈動作を指示しました．簡単にでき抵抗にも抗する筋力があることが判明しました．

G：そうか！立位肢位だとこの症例の足関節は最大の背屈位になっているんだ．

M：そうなんです！立位だとこの患者さんは足関節を最大に背屈している状態で，これ以上背屈できないことになっているんです **[Box21 − 1]**．

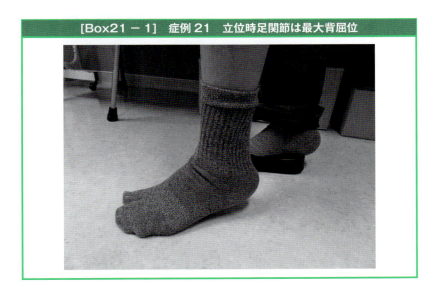

[Box21 − 1]　症例21　立位時足関節は最大背屈位

M：足関節を背屈するには前脛骨筋（足関節背屈筋）の拮抗筋である下腿三頭筋腱（アキレス腱）に緩みがないと困難になるんですね．

G：これが他動不全ということですね．

M：その通り．

G：徒手筋力検査の前に可動域をチェックすることは不可欠ですね．

M：姿勢も大事ですね．指導医の私も筋力検査の落とし穴にはまったということです．認識の誤謬はこんなことからも起こっているんです．

G：他にも注意することはありますか？

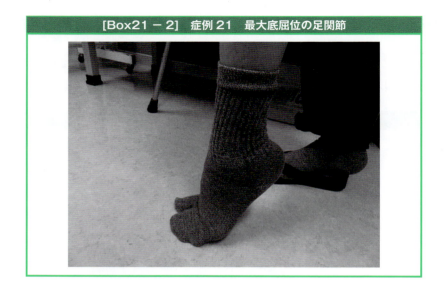

[Box21 − 2] 症例 21　最大底屈位の足関節

M：同じような現象が痙性下肢麻痺の場合も起こります．痙性下肢麻痺患者も多くは足関節底屈筋の過緊張（痙縮）により尖足位になる傾向があり，そのためアキレス腱短縮が起こりやすい身体状況にあります．

G：同じように足関節の可動域制限が起こるんですね．今後注意しながら徒手筋力検査を施行していきます．

M：このことから云えることはいかに拘縮予防の可動域訓練が重要かということです．他動不全（関節拘縮や筋短縮）が起こると正常な筋力が発揮できず生活に支障がでます．

G：この症例の場合はどのような支障がでましたか？

M：階段昇降が不利になります．階段昇降を交互に行うためには足関節背屈角度が0度以上ないと困難になり，また膝屈曲位からの四頭筋筋力による伸展力も発揮できなくなります **[Box21 − 3]**．

G：大変なことになるんですね．

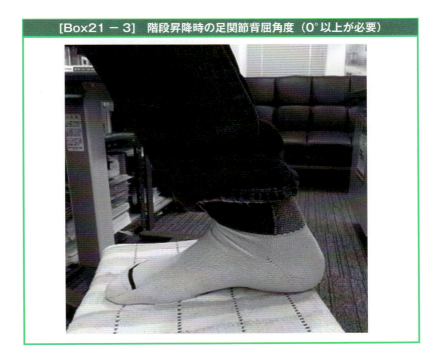

[Box21 − 3] 階段昇降時の足関節背屈角度（0°以上が必要）

M：他動不全は絶対に起きないように生活指導をしていきましょう！

G：関節可動域訓練の意味がよく理解できました．High-value Care を目指して指導していきます．

高価値な医療と低価値な医療
High-value Care ＆ Low-value Care

高価値な医療：
　他動不全を防ぎ有効な筋力を維持していくことは特に筋力の弱い疾患の患者にとってはADLやQOLを維持していくことを意味している．そのことを理解し，拘縮予防のための医療行為である他動関節可動域訓練，自動関節可動域訓練に時間をかけることは High-value Care と考える．

低価値な医療：

　関節拘縮の可能性の高い患者（高齢者や神経麻痺，筋力低下，慢性関節炎などの患者）に対してストレッチ体操や関節可動域訓練などのリハビリ機能訓練やホームエクササイズ指導に重きをおかず，そのまま拘縮予防の運動療法なしと身体観察なしで経過観察するような場合には，しばしば関節拘縮が進み ADL が低下するという事態に陥ることがある．これは Low-value Care と云える．

Glossary

1）肢体型筋ジストロフィー[1]

　この型は，LGMD（ Limb-girdle muscular dystrophy）とも略され，原因は常染色体劣性遺伝または優性遺伝による染色体の異常である．肢帯型筋ジストロフィーでは，肩や腰，足の付け根などの筋肉の萎縮から発症することが多い．また，肢帯型筋ジストロフィーは，その遺伝子の異常の細かな違いによりさらに多くの型に分類されている．

Short Lecture：他動不全とは—Passive insufficiency（他動不全）とは何？[2]

　橈骨神経麻痺の症例では，手関節屈曲位では指伸筋腱は引き伸ばされるために深指屈筋，浅指屈筋の屈曲が制限されているために握り（Grip）が困難となり物を持つことができなくなります．収縮筋(主動筋)の拮抗筋の過伸展の状態や筋腱短縮や皮膚萎縮（瘢痕皮膚）がある場合には主動筋が正常であっても正常な筋力は得られません．

　このことを Passive insufficiency(他動不全）と呼んでいます．このことはストレッチ体操や関節可動域訓練がいかに重要であるかを示しています．高齢者は身体の老化で筋腱短縮や関節可動域制限などがみられます．ストレッチ体操を毎日十分にすることで Passive insufficiency(他動不全）を防ぐことができるのです．

Recommendations

・足関節が背屈できない場合，徒手筋力検査で MMT 4 以上を MMT 2 以下と判断する認知エラーが生じる場合がある．

・この認知エラーは足関節の可動域をチェックしないことから生じる．

・徒手筋力検査の前に被験筋に関係する関節可動域をチェックすることは不可欠である．

・足関節拘縮のために背屈困難で正常な筋力が出せないことを他動不全といい，見かけ上筋力低下を呈するようにみえる．

・正常な筋力の発揮には正常な関節可動域が保たれていることが必要である．

References

1）Monies D, et al: A first-line diagnostic assay for limb-girdle muscular dystrophy and other myopathies. Hum Genomics. 2016 Sep 27; 10(1) : 32.

2）本永英治：よくわかる徒手筋力検査と臨床運動学，カイ書林，2016，p100-103.

Highlight

Case 21　A Case Report on a Patient Having Passive Insufficiency—The Diagnosis for Drop Foot that Is often Misdiagnosed as Paresis : Basic Techniques of Manual Muscle Power Test

It is necessary to pay attention when a patient having joint contracture can't perform normal muscle power and looks to be experiencing muscle weakness. By checking the range of joint motion before manual muscle power tests, generalists can prevent errors in the assessment of muscle power. It is necessary to keep in the normal joint motion range so as to perform normal muscle power. To prevent contracture, it is important to take time for the training of joint motion range, and to keep effective muscle power. Furthermore, for patients having muscle weakness, it allows them to maintain their ADL or QOL. Generalists can provide high-value care when they guide their patients in doing comprehensive exercises.

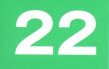

高齢者腹筋筋力低下
―自動不全と他動不全

□臨床指標 (Clinical Indicator) と■基準 (Criteria)

□ 高齢者は腹筋筋力が弱い―腹筋筋力低下はなぜ起こりやすい？
- ■ 高齢者腹筋筋力低下は脊柱後弯姿勢と関連し自動不全と他動不全が起こりやすい
- ■ 自動不全（腹筋筋短縮）により腹筋筋力が低下する
- ■ 他動不全と自動不全を予防するには？

CHALLENGE CASE

90歳男性．世界記録を持つシニア陸上選手．四肢筋力は MMT5，四肢筋萎縮なし．仰臥位からの起き上がり（起居動作）困難，腹筋筋力のみ MMT3+．

Tutorial

（総合診療医 G）：スーパー老人ですね！

（指導医 M）：まずは写真でこの症例の筋肉をみてみましょう！ **[Box22 − 1]**

G：90歳とは思えないです．

M：ほぼ毎日トレーニングを欠かさないです．訓練の賜物です．

G：訓練だけではないでしょう！素質もあるでしょう！

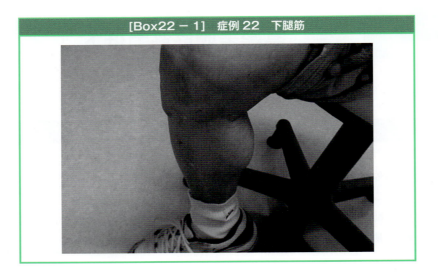

[Box22 – 1] 症例22 下腿筋

M：陸上は退職してからと話していました．
この方に徒手筋力検査を施行しましたのでご覧ください．

   徒手筋力検査
    体幹筋
     頚部屈筋　　　MMT 5＋
     腹筋　　　　　MMT 3－
     横隔膜　　　　MMT 5＋
    四肢筋
     上肢筋　左右共に MMT 5＋
     下肢筋　左右共に MMT 5＋

G：オール満点でしょう！

M：その通り・・・と言いたいのだが，ひとつだけ弱点がありました．腹筋筋力です．

G：確かに腹筋筋力のみが弱いですね．

M：高齢者は腹筋筋力が最初に低下しやすいと推測しています．

G：なぜですか？

M：姿勢にあると思います．

G：高齢者特有の姿勢がありますね．

M：そうなんです．やや前かがみの姿勢です．背中が丸くなっています．
[Box22 − 2]

G：背中が丸くなると腹筋筋力には不利なんですか？

M：不利ですね．腰が丸くなる，つまり後弯がちになるということは，腹筋は日常的に短縮した状態にあります．腹筋が短くなると自動不全を起こしやすい状態にあります．

G：なるほど，自動不全では筋長−張力の関係で有効な筋力が発揮できないですね．

M：先生，だいぶ，臨床運動学の理解と応用が身についてきましたね！

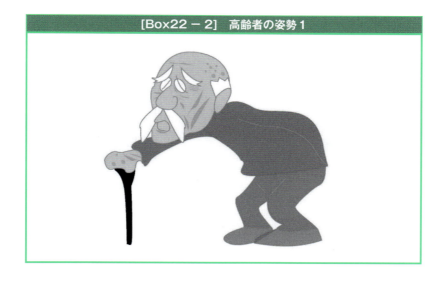

[Box22 − 2]　高齢者の姿勢 1

G：ありがとうございます！！　腹筋が短縮するとどうなりますか？

M：腹筋短縮で腹筋の伸び縮みが低下してきますので肺が膨らみにくくなりますね．肺胞換気が低下してきます．その典型は骨粗鬆症で多発胸腰椎圧迫骨折を引き起こした場合，決まって亀甲背となり重度の後弯変形（前かがみ）が進行します．**[Box22－3]**

M：多くの後弯変形は腹筋短縮が起こり，吸気に肺が膨らみにくくなります．つまり肺胞低換気の状態です．肺胞低換気は二酸化炭素ガスが貯留します．

G：腹筋短縮は大変なことになりますね．

M：それだけではありません．

G：というと・・・

M：腹筋が弱いと排痰困難になります．

G：肺炎の時に不利ですね．

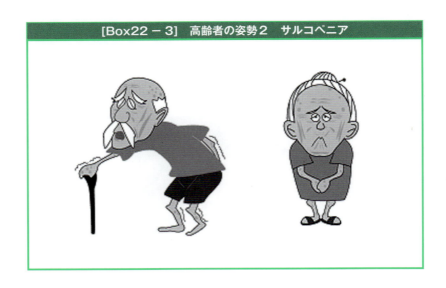

[Box22－3]　高齢者の姿勢2　サルコペニア

M：Ⅱ型呼吸不全かつ排痰困難です．

G：生命の危険が迫っていますね！

M：日頃から腹筋・背筋のストレッチは心がけたいです．また寝てばかりいると抗重力筋である腹筋・背筋の筋萎縮が起こります．廃用症候群に陥りやすい筋肉なんです．

G：日頃から活動をし，ストレッチ，有酸素運動などをしていくことが重要ですね．Ⅱ型呼吸不全を防ぐことと，喀痰排出力に繋がることで High-value Care に繋がりますね．

M：特に高齢者はそうですね．

高価値な医療と低価値な医療
High-value Care & Low-value Care

高価値な医療：

　高齢者になると脊柱後弯姿勢や日々の運動不足から腹筋筋力が低下し，自動不全という運動学的考察から腹筋が短縮しやすくなる．高齢者に，腹筋筋力低下によりⅡ型呼吸不全のリスクが高まることを意識化させ，毎日の体幹ストレッチ体操を指示し，脊柱後弯姿勢を防ぐことを指導することは，High-value Care である．

低価値な医療：

　高齢者は骨粗鬆症を合併し胸腰椎圧迫骨折などを機に脊柱後弯が目立ってくる．骨粗鬆症にのみ焦点をあてて，ビスホスホネート系薬物，Ca 製剤，活性 Vit D 剤，抗 RANKL 抗体デノスマブなど多彩な薬物療法を開始し，元来あるポリファーマシー状態をさらに複雑化させる医療の姿を見ると，総合的アプローチの必要性を感じる．

Glossary

1）II型呼吸不全

定義上，動脈血中の酸素分圧が 60mmHg 未満になることを呼吸不全と言い，二酸化炭素の増加を伴わない場合を I 型呼吸不全，伴うものを II 型呼吸不全と呼んでいる．

2）有酸素運動

ウォーキングやジョギング，エアロビクス，サイクリングなど，運動の強度はあまり高くなくても，ある程度の時間行うことができる運動を「有酸素運動」という．これは運動中，筋肉を収縮させるためのエネルギー「アデノシン三燐酸（ATP）」を，呼吸によって体内に取り入れた酸素を使って作り出すことから，そのように呼ばれている．

3）抗 RANKL 抗体デノスマブ

RANKL（破骨細胞の形成，機能および生存に必須のタンパク質）を標的とする 2013 年に認可された治療薬である．RANKL は Receptor activator of NF-κB Ligand の略である．デノスマブは RANKL と結合し，破骨細胞の形成・機能を強力に阻害し骨吸収を抑制する．

Short Lecture：腹筋筋力の評価法[1]

（MMT3, MMT4, MMT5の評価を図に示す）
体幹屈曲筋（腹筋）**[Box22－4～7]**

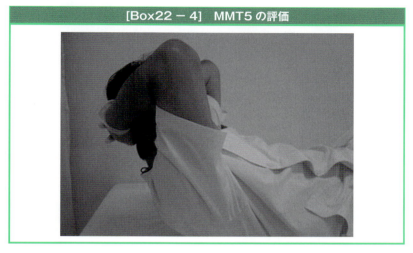

[Box22－4]　MMT5の評価

両手を頭の後ろにもってくる．起き上がることができればMMT5と評価する

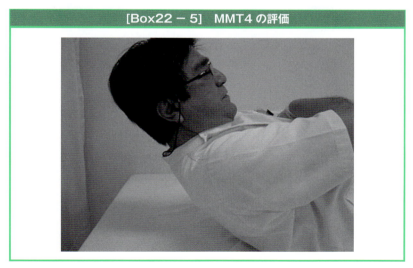

[Box22－5]　MMT4の評価

両腕を体前面の上で組ませる．起き上がることができればMMT4と評価する

[Box22－6] MMT3 の評価

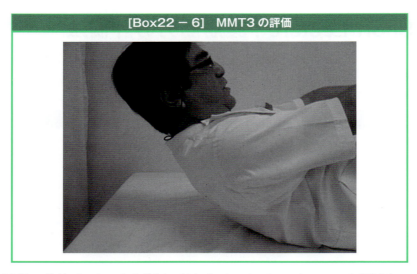

両上肢を体前面の上で完全伸展．起き上がりができればMMT3と評価する

[Box22－7] MMT2 の評価

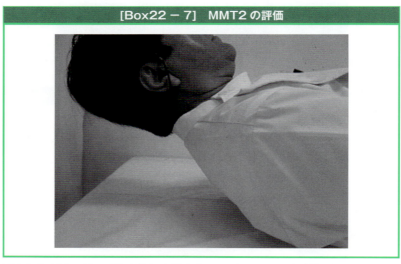

頭が持ち上がるのみ．肩が床から離れない，をMMT2と評価する

Recommendations

・高齢者は活動量が減り抗重力筋である腹筋や背筋の筋力低下が起きやすく，腰を伸ばす姿勢よりやや腰を曲げる姿勢が楽になり徐々に脊柱後弯が目立ってくる．

・脊柱後弯は腹筋が緩む肢位であり，自動不全により腹筋筋力は十分に引き出せなくなる．

・さらに高齢者特有の原発性サルコペニアや骨粗鬆症の合併により脊柱後弯姿勢は年齢と共に進行し，臨床的に大きな問題であるⅡ型呼吸不全の合併，腹筋筋力低下から起こる喀痰排出困難と云う状況がうまれてくる．

・後弯姿勢の予防には体幹ストレッチ体操が必須で，高齢者には日々のホームエクササイズの中に，背筋を伸ばす体操・ストレッチを取り入れることが重要である．

References

1）本永英治：よくわかる徒手筋力検査と臨床運動学, カイ書林, 2016 , p20-21.

Highlight

Case 22　A Case Report on a Patient Having Muscle Power Weakness—Passive and Active Insufficiency

In elderly people the amount of activity tends to decrease, and muscle power weakness easily occurs in antigravity muscles such as the abdominal muscles and back muscles. Based on such reasons, elderly people start to feel that it is easier for their spine to be in a flexion posture rather than extension posture and this can clearly be seen with their kyphosis. Furthermore, their posture of kyphosis proceeds with aging and is complicated by primary sarcopenia and osteoporosis which is a common characteristics of clinical posture in elderly people. The posture of kyphosis brings about active insufficiency of the abdominal muscles which is followed by abdominal muscle power weakness. Body axial stretching exercises are necessary to prevent the posture of kyphosis, therefore, it is important for elderly people to include body axial stretching exercises in their daily home routine.

23

腰痛と対策
—運動学を利用した家庭における工夫

□臨床指標 (Clinical Indicator) と■基準 (Criteria)

□ 急性腰痛と慢性腰痛を理解する

■ 急性腰痛の原因は？

■ 慢性腰痛の対策としての運動療法はどう行うか？

CHALLENGE CASE

慢性腰痛を訴え 59 歳主婦が来院. 食器洗いなどの家事や庭いじりや植木鉢など重めの荷物を運ぶ時に痛みが再発したりしている. またなだらかな道を歩くとだんだんと腰が痛くなってくると訴える.

Tutorial

(総合診療医 G)：腰痛は原因が様々なのでアプローチが難しいです.

(指導医 M)：急性腰痛と慢性腰痛に分けてみるのも良いですね.

G：研修医も腰が急に痛くなり寝返り動作や立位動作が困難となり脂汗をかいていました. 相当の痛さです.

M：急性腰痛はまずは痛いので痛みのコントロールに対するアプローチが重要ですね. 腰椎ヘルニアや脊柱管狭窄症などによる神経根痛, 腰背部筋断裂, 腰椎椎間関節炎などが一般的な急性腰痛でしょうね.

G：癌の脊椎転移とか，血管性のものとかありますね．この時にコリンズの病因的分類 VINDICATEiii+P [1] とかティアニー先生の 11 のカテゴリー分類 [2] などを使用しながらアプローチするのも良いですね．

M：とにもかくにも痛みという強いストレスが発生していますので，まずは痛みをとるための治療が優先しますね．その時に診断的アプローチが正しくなされて，患者にインフォームドコンセントをして，納得しながら治療を進めていくというのは大変大事な部分です．

G：診断学は重要ですね．

M：急性期の対応としては安静，NSAID の使用，神経ブロックなどがありますね．針治療で改善したケースも多いですね．

G：問題は急性期を過ぎた後ですね．慢性腰痛の方もその中に入りますか？

M：その通りです．

G：慢性腰痛に対して何か指導できることありますか？

M：従来，腰痛体操というのがありますね．ウィリアムの腰痛体操 [3, 4] と呼ばれています．それ以外にもマッケンジー体操，操体操などもあります．
　ウィリアム体操は，①腹筋運動，②ストレッチ体操，③骨盤傾斜運動（仰臥位と立位）による腹筋・臀筋筋力訓練の 3 つの運動で構成されています．②のストレッチ運動は背筋，ハムストリングス，アキレス腱，股屈曲筋（四頭筋，腸腰筋）などに対して行います．YouTube などでも紹介されているので，自分に適した運動を試みながら健康管理をされると良いと思います．

G：生活の中ではどうですか？

M：物を持つときには姿勢に注意が必要です．重心の移動を考慮しスクワッティングの姿勢で物を持ち上げ，自分の重心線に物を近づけながら運んでいくのが生活の知恵になります．

[Box23 − 1] 物を運ぶ姿勢の工夫[6]

重心の移動 物を持ちあげる場合
・体幹を前屈させる持ち上げ動作（Lifting）の方法
・スクワットによる持ち上げ動作の方法

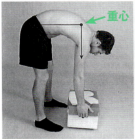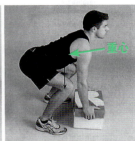

スクワットの方が腰から重心までの距離が短くなることでレバーアームの距離（レジスタンスアーム）の距離も短くなっている．腰背部にかかる力が減少する．

　また食器などを洗う時にも背筋を曲げないような工夫が必要です．流し台の水道の蛇口の位置を高めに配置し，皿を洗う位置は腕が水平になるような高さだと，腰椎に対しても負担は減っていくはずです．

G：知恵のみせどころですね．

M：水道工事費がかかるかも・・・．

高価値な医療と低価値な医療
High-value Care & Low-value Care

高価値な医療：
　急性腰痛に対しては問診と身体所見で凡そ診断名を予想し診断前確率を上げるために腰椎 MRI などの検査をし，正確に診断しそして治療をしていく，といった標準的な流れがあり，このことは重要である．腰痛患者を診断する時，

急性・慢性とも，「重大な脊椎病変の可能性がないかどうか」をチェックするのが重要だからだ．腰痛は，『レッドフラッグサイン』の可能性がある．重大な脊椎病変とは，悪性腫瘍，脊椎感染症，骨折，解離性大動脈瘤，強直性脊椎炎，馬尾症候群といったもので，これらの重大な疾患は症状として「腰痛」を訴えてくる．腰痛が慢性化している場合には心理的，社会的な要因も影響している場合もあり，BPS（生物心理社会）的アプローチ[7]も必要になる．

　またウィリアム体操などの腰痛体操を始め，操体操を取り入れた腰痛に対する運動療法と家庭における姿勢の工夫などの指導も重要で，その指導が的確に実施できれば経費もかからない High-value Care になり得る．

低価値な医療：

　原因精査せずに腰痛に対して神経ブロックや針治療などの対症療法を漫然と続けている治療法は感染のリスクを増大させ重大な疾患を見逃している可能性もある．また慢性腰痛の患者の背景に心理・社会的問題が潜んでいる可能性が高いのに，その問題を無視し，繰り返し高価な MRI 検査や血液検査をオーダーしたり，効果のない治療法を続けているのは Low-value Care といえる．

Glossary

1）腰椎椎間関節炎（症）

　背骨（脊柱）は，頸椎が 7 個，胸椎が 12 個，腰椎が 5 個，合計 24 個の椎骨で構成されている．椎骨と椎骨が連結する部位が椎間関節で左右に 1 対ずつある．重い物を持ち上げたり，背骨を急に伸ばしたり，左右に曲げたり捻ったりした時に椎間関節を固定している靱帯(関節包)に過度の負担が加わったことが原因になり椎間関節に炎症を引き起こし，急性腰痛の原因になるといわれている．

Short Lecture：ウィリアムの腰痛体操[3, 4]

（カイリエ[5]の腰痛体操と基本原理はほぼ同じ）

ウィリアムスの腰痛体操　Williams low back exercise
　①椎間孔・椎間関節拡大し，神経根圧迫を減少する
　②緊張した股関節屈筋と脊柱筋を伸張し，腰椎前弯を減少させる
　③腹筋と殿筋を強化し，腰椎前弯を減少させる
　④腰仙関節の拘縮を除去する
　上記を目的として，主に腹筋・大殿筋の強化とハムストリングスのストレッチを中心とした治療体操です．まとめるとⅠ〜Ⅵから構成されています．
　Ⅰ. 腹筋強化
　Ⅱ. 大殿筋，ハムストリングス強化（骨盤の上方回旋を伴う）
　Ⅲ. 背筋のストレッチ
　Ⅳ. ハムストリングスのストレッチ
　Ⅴ. 大殿筋・ハムストリングスのストレッチ
　Ⅵ. 背筋のストレッチ（別法）
　腰背筋，腸腰筋，下腿三頭筋（アキレス腱）を伸張することで筋，靭帯，関節包などのリラクゼーションとストレッチ効果が得られ，ついで筋力の増強を行うことにあります．

Recommendations

・腰痛は急性腰痛，慢性腰痛共に診断学的アプローチは重要である．

・腰痛はレッドフラッグサインの症状で重大な疾患が隠れている可能性があることを考慮した診断・治療の介入が重要である．

・慢性化した腰痛患者には心理・社会的な要因も影響していることを考慮しながら，患者との信頼関係構築を重視した幅広い視野でのアプローチも重要である．

・慢性腰痛に対してはウィリアム体操（腰痛体操）や操体操なども知られており，経費もかからず自主トレーニングも可能なので，生活の工夫も含めて指導できるようにしたい．

References

1) Collins R D . Differencial Diagnosis in Primary Care. Fifth edition（監訳：金城紀与史 他）．メディカル・サイエンス・インターナショネル，2014.

2) ローレンス・ティアニー，松村正巳：ティアニー先生の診断入門，第2版．医学書院，2011.

3) Williams PC：Examination on conservative treatment for disc lesions of lower spine. Clin Orthop. 1955; 5：28-39.

4) 高橋篤志：腰痛症に対する運動療法 －ウィリアムス腰痛体操の効果について－．大阪城南女子短期大学研究紀要．1985；19・20：193-210.

5) Cailliet R, 荻島秀男 訳：腰痛症，原著第3版，医歯薬出版，1986, p105-138.

6) Houglum PA, Bertori DB, 原著．統括監訳者 武田功，他：ブルンストローム臨床運動学，原著第6版．医歯薬出版，2014, p52-60.

7) 横谷省治．生物心理社会モデル：日本プライマリ・ケア連合学会 基本研修ハンドブック，南山堂，2012, p 57-62.

Highlight

Case 23　A Case Report of a Patient with Lumbago
—The Device from Kinematic Viewpoint in the Home Care

Lumbago is a red-flag-sign, so it is important for generalists to consider that there might be significant diseases involved and to perform an intervention for diagnosis and therapy. Williams exercise and SOU exercise, which is a method of Japan traditional exercise, are well known for patients having the chronic lower back pain. These exercises are low cost and are possible to do in patients' homes, so that generalists should teach them to their patients including the devices of their way of daily life.

24

不全麻痺と運動療法
―過用症候群を防ぐ

□臨床指標 (Clinical Indicator) と■基準 (Criteria)

□ 不全麻痺患者には筋力低下に伴い過用症候群が合併しやすい

■ ホームでできる適切な運動アドバイスができるかどうかは,
High-value Care に繋がる鍵となる

CHALLENGE CASE

70歳女性. 既往にて脳幹部梗塞による左不全麻痺あり. 外来で両股関節痛を訴えていた. 痛みの部位は両側鼠径外側部で大腿四頭筋付着部に圧痛が認められた. 股関節運動 (外転・外旋・内旋・屈曲) では痛みは誘発されず, 膝伸展・股屈曲運動の抵抗運動により痛みが誘発された.

日常動作では階段を降りる動作が困難以外は歩行も自立していた. 自主筋力トレーニングで右足関節に重りを巻き負荷をかけた訓練をしていた. またゴムチューブを使用した右膝伸展運動訓練をされていた. [Box24－1]

左片麻痺の評価では上肢・手指・下肢共にブルンストロームステージⅢで足関節背屈は困難であった. 下肢筋筋力評価を施行した. 右下肢筋は殆どMMT5, 左下肢筋は MMT3+ であった.

過用症候群による両大腿四頭筋付着部炎の合併と考え, レジスタンス運動 (重り負荷とゴムチューブ負荷による運動) を控えるように指示し, 代わりに中臀筋自動運動 (股関節外転運動) などを指示し自動運動中心の運動プログラムを指示した.

2か月後の外来では痛みは消失していた. 今度は軽いレジスタンス運動を指示した.

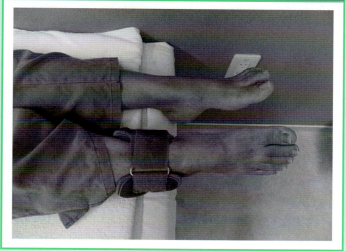

[Box24 − 1] 症例 24　右足関節部に重錘負荷

Tutorial

(総合診療医 G)：脳梗塞後遺症の不全麻痺はこのように筋力が MMT3 レベルなので抵抗運動になじみにくい可能性がありますね.

(指導医 M)：そうなんです. 不全麻痺に過用症候群が起こりやすいのです.

G：この症例の患者さんは 50 代前半で発症し，何とか自主トレで ADL を維持してきたんですね. そうして 70 歳と年を取るにつれだんだんと体力低下が起こり，特に階段昇降が困難になってきたんです. それで ADL 低下はしないようにレジスタンス運動を自ら考案し頑張った結果が過用症候群に繋がったということなんですね.

M：その通り．頑張り屋さんにこの過用症候群は起こり易いので適切なアドバイスが必要なんです．年齢と共に低下してくる体力や筋力を考えた運動処方が必要なんです．患者さん自身は他の疾患が起こったのではないかと不安な日々を過ごしていますので早めに適切なアドバイスをする必要があります．

G：もちろん推測に誤謬があれば他の疾患を鑑別に入れていけば良いんですね．

M：今回は私の指示通りにして痛みもなく臨床問題は解決したのですから検査費用もかからず安価な治療法で治癒しているということになります．まさにHigh-value Care になっていますね．

G：こういうふうな気づきがいかに大事かですね．

M：ホームエクササイズが指導できればプライマリ・ケアの武器になりますよ．

G：確かに，そうなりたいものです．なれますか？

M：簡単なベッドサイド徒手筋力検査を実施し，それから得られる情報を駆使し，情報を組み立てて考えていけば，暮らしの知恵として運動療法を指示できる指導者になれます．

高価値な医療と低価値な医療
High-value Care ＆ Low-value Care

高価値な医療：

　脳卒中不全麻痺患者には，麻痺肢の筋力が十分でないために生活動作を維持するため意欲的に日々訓練している方々が見受けられる．その自主的な運動療法が行き過ぎになり過用症候群を起こすことがある．訓練方法をチェックし過用にならないようにアドバイスし，運動プログラムを再修正することは，High-value Care となる．

低価値な医療：

　過用による関節や筋付着部炎が起こっていると考えられるのに適切な身体所見をせずに血液検査，レントゲン，CT，MRI など高価な検査を優先的に施行し臨床問題が解決に至らず患者が不安に陥っている状況にしばしば遭遇する．初歩的な認知エラーの状況である．

Glossary

1）レジスタンス運動

　筋肉に抵抗（レジスタンス）をかける動作を繰り返し行う運動，例えばスクワットや腕立て伏せ，ダンベル体操などの運動をレジスタンス運動と言う．負荷（レジスタンス）の種類として，バーベルやダンベルなどの重量物，レジスタンストレーニングマシン，自体重，ゴムバンド・チューブなどがある．

Short Lecture：運動の種類[1,2]

　運動の種類は数多くあり運動用語が飛び交い混沌としています．運動用語を整理しカテゴリー分類してみました（筆者の分類法）．運動種類をカテゴリー化し理解することは，ホームエクササイズや筋力低下に応じた段階的運動プログラムを企画し指導していくうえで重要です．

1. 他動的関節可動域訓練：筋腱伸長（ストレッチ体操）
2. 自動／他動運動：水平運動，垂直運動，筋腱伸長（ストレッチ体操，操体操）
3. 抵抗（レジスタンス）運動

　　方法には重り負荷，人や機器による抵抗負荷がある

　　水平運動，垂直運動，ウェイトリフティングなどのパワー運動
4. 有酸素運動：ウォーキング　ランニング　水中運動

5. アイソメトリック（等尺性）運動
   アイソトニック（等張性）運動
   アイソカイネティク（等速性）運動
6. 求心性筋収縮運動（Concentric Exercise）
   遠心性筋収縮運動（Eccentric　Exercise）
7. 開放運動連鎖運動（Open-Kinetic-Chain-Exercise）
   閉鎖運動連鎖運動（Closed-Kinetic-Chain-Exercise）
8. 高次な運動種類を含んだ抗重力筋運動
   太極拳，ラジオ体操，舞踊などの運動には伸長運動，有酸素運動，アイソ
   メトリック（等尺性）運動，Open-Kinetic-Chain-Exercise などの運動
   要素で構成されており，やや複雑化した運動である．高齢者などには
   最適な運動といえる．
9. 高次な運動種類を含んだ有酸素運動
   登山，階段昇降，エアロビクス，ダンス，リズミック運動，陸上やバス
   ケットなどの各種スポーツ競技には，アイソメトリック（等尺性）運動，
   アイソトニック（等張性）運動，アイソカイネティク（等速性）運動，
   求心性筋収縮運動，遠心性筋収縮運動，Open-Kinetic-Chain-Exercise ，
   Closed-Kinetic-Chain-Exercise などの多くの運動要素が入っており統合
   された運動のあり方なので高次の運動といえる．

[Box24－2]　運動の種類（筆者の考えた分類）

運動の種類

1. 他動的関節可動域訓練：筋腱伸長（ストレッチ体操）
2. 自動／他動運動：水平運動，垂直運動，筋腱伸長（ストレッチ体操，操体操）
3. 抵抗（レジスタンス）運動
   　方法には重り負荷，人や機器による抵抗負荷がある
   　水平運動，垂直運動，ウェイトリフティングなどのパワー運動
4. 有酸素運動：ウォーキング　ランニング　水中運動
5. アイソメトリック（等尺性）運動／アイソトニック（等張性）運動
   アイソカイネティク（等速性）運動
6. 求心性筋収縮運動（Concentric Exercize）
   遠心性筋収縮運動（Eccentric　Exercize）
7. 開放運動連鎖運動（Open-Kinetic-Chain-Exercize）
   閉鎖運動連鎖運動（Closed-Kinetic-Chain-Exercize）
8. 高次な運動種類を含んだ抗重力筋運動
   太極拳，ラジオ体操，舞踊など
9. 高次な運動種類を含んだ有酸素運動
   登山，エアロビクス，ダンス，陸上やバスケットなど

Recommendations

・脳卒中不全麻痺患者は健側肢，患側肢共に過用症候群が起こりやすい．

・健側肢は麻痺側肢を代償しようとして過用になる．

・麻痺肢は筋力低下があるため相対的に過用になりやすい．

・過用症候群に早期に気づき，運動のあり方を指導していくことが重要である．

References

1）Houglum PA, Bertori DB, 統括監訳者 武田功，他：ブルンストローム臨床運動学，原著第6版．医歯薬出版，2014, p16-17.

2）Houglum PA, Bertori DB, 統括監訳者 武田功，他：ブルンストローム臨床運動学，原著第6版．医歯薬出版，2014, p124-125.

Highlight

Case 24　A Case Report of a Patient with Hemiparesis of Cerebrovascular Accident(CVA) —Prevention of Overuse Syndrome

Hemiparesis patients of CVA may easily experience overuse syndrome in both healthy limbs and affected limbs. The healthy limbs can be overused in order to compensate the affected limb, while the affected limb can be relatively overused by the muscle weakness.

The muscle power of hemiparesis patients of CVA could be exactly evaluated by means of the manual muscle power test, so that generalists are able to detect overuse syndromes such as the arthritis, or the attachment tendinitis of muscles as early as possible. There are so many kinds of exercises so generalists can provide high-value care through giving proper exercise programs.

25

痙性麻痺と運動療法
―他動不全予防と関節拘縮

□臨床指標 (Clinical Indicator) と■基準 (Criteria)

□ 他動不全を理解する
- ■ 他動不全予防にはどういう利点があるか
- ■ 関節拘縮と筋腱短縮, 皮膚萎縮が原因で他動不全 (関節可動域制限) が起こることを知るべきである

CHALLENGE CASE

26歳女性. 脳性麻痺にて痙性両下肢麻痺による両足尖足変形を呈し歩行困難であった. 10歳の時に両足尖足変形と両膝屈曲拘縮に対して両側腸腰筋腱剥離術, 両側内側ハムストリングス遠位部延長術, 両側アキレス腱延長術が施行された. その後両足関節尖足変形は改善し, 両松葉杖使用にて歩行能力も獲得した.

それ以来16年が経過しての来院である. 現在は授産施設で仕事もしている. 今回は歩行能力が低下し車椅子を作成したいという目的にて来院した. 獲得していた歩行能力は低下し両ロフストランド杖使用にて何とか屋内歩行が可能であった.

歩行能力が低下した原因を考えたが, 最も大きな原因は両足関節可動域制限であった. 元来足関節背屈筋力は低下していたが今回はほぼ MMT 0 であった. そして痙縮のため再度尖足変形傾向となっていた. ROM は, 両足関節背屈はマイナス10度 (尖足位), 底屈は30度であった. また股関節屈曲角度は膝伸展位で15度, 膝屈曲位90度と他動不全がみられた.

この股関節拘縮 (ハムストリングス筋腱短縮) と足関節拘縮 (尖足変形) により, 歩行は膝伸展位かつ尖足位で行わねばならず, 両ロフストランド杖使用でも不安定であった. また両手の握力も低下していた.

CHALLENGE CASE

[Box25 − 1] 症例 25　アキレス腱短縮による足関節背屈困難＝他動不全

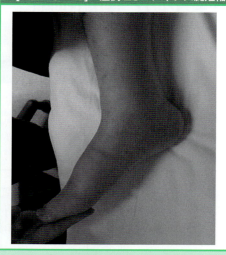

[Box25 − 2]　膝伸展位で股関節屈曲角度 20 度（ハムストリングス筋腱短縮＝他動不全）

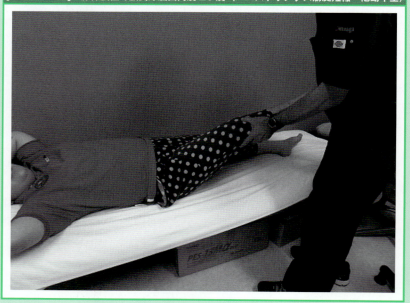

CHALLENGE CASE

[Box25 − 3] 膝屈曲位で股関節屈曲角度 90 度と改善する（他動不全の解消）

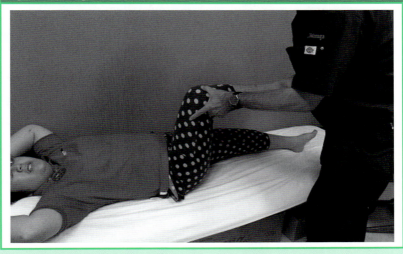

Tutorial

(総合診療医 G)：16年という期間にハムストリングス筋腱短縮による股関節拘縮とアキレス腱短縮による足関節尖足変形が再び起こったということになりますね．

(指導医 M)：小児期は病院通院していたのですが，その後は特別支援学校に通い，さらに高等科卒業後は授産施設で就職し，ストレッチ運動をしなくなり，元来の疾患である脳性麻痺により痙縮が強く出現し，再びアキレス腱短縮，ハムストリングス筋腱短縮が引き起こされたんですね．

G：継続した身体チェックがなされていなかったために起きたのも一因ですね．

M：やはり脳疾患に伴う痙性麻痺患者には痙縮のため足関節は尖足・内反傾向が出現するし，股関節も内転・伸展傾向になるので，関節可動域のチェックは定期的に必要でした．大いに反省させられる症例です．

G：慢性期の機能訓練とストレッチによる可動を継続していくことは大変重要なことですね．

M：慢性期リハビリには医療はあまり力をいれてきません．このように子供の場合や成人の場合は，老人のように介護保険を通したサービスはないので，盲点といえば盲点になりますね．
　この症例の場合には母親を始め両親で家庭におけるリハビリ，ホームエクササイズの指導のニーズがあったんです．それをくみ取ることができなかったということで残念な気持ちになりました．今後は注意していかねばなりません．

G：運動不足による肥満も合併してきましたね．

M：その通りです．メタボリック症候群の合併も視野にいれた健康管理が必要になります．まさに総合診療医の役割かもしれません．確かに，そうなりたいものです．

G：家庭における食事療法と運動療法を視野に入れながら家庭医として，健康相談役として活動していきたいです．

M：Low-value Care にならないように頑張ってください．

高価値な医療と低価値な医療
High-value Care ＆ Low-value Care

高価値な医療：

　ケアの継続性[1] という言葉がある．家庭医の行動規則として「長くいる」ということがあるが，ただ「長くみる」だけでは継続性とはいえない．継続性には，informational continuity 情報の継続性，longitudinal continuity 縦断的継続性，interpersonal continuity 対人関係性の継続性が意義あるものとして概念化されている．「長く見る」というのは longitudinal continuity 縦断的継続性になる．この症例の場合は３つの継続性が絶たれていたことになる．「足関節の拘縮予防は今後も継続して必須である」という情報の継続が外来フォローが終了した時点で消失したのだ．３つの継続性を維持していくことは High-value Care になり得る．

低価値な医療：

　ケアの継続性がない医療は Low-value Care を生んでいく．転勤の際に患者サマリーを記載しないことは情報の継続性の欠如になり，１ヶ月間隔で患者の主治医が変わっていくことは縦断的継続性の欠如，またそのことにより患者−主治医との信頼関係の構築が維持できなければ対人関係性の継続性の欠如となり，Low-value Care を生じる原因ともなっていく．

Glossary

1）ハムストリングス筋腱短縮

　大腿二頭筋，半腱様筋，半膜様筋を総称してハムストリングスという．膝屈曲拘縮がおこるとハムストリングス筋群の筋腱短縮が起こる．

2）尖足変形

　アキレス腱の短縮で尖足変形が起こる．下腿後面にある腓腹筋・ひらめ筋を併せて下腿三頭筋と呼ぶ．その下腿三頭筋腱をアキレス腱といい踵の骨に付着している．

Short Lecture：他動不全による筋力低下[2]

　脳卒中痙性麻痺患者の指屈筋は痙縮のため持続的に屈筋が筋緊張亢進し屈筋腱短縮しています．そのため指伸展が困難となり伸展筋群が麻痺していなくても伸展が困難となり実用になりません．また次第に伸筋群の筋力低下が起こります．これも Passive insufficiency(他動不全）による筋力低下の一症状です．

[Box25－4]　他動不全による筋力低下

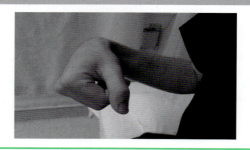

Recommendations

・筋腱短縮による関節拘縮変形は他動不全による筋力低下の原因となる.

・両下肢痙性麻痺患者の足関節はアキレス腱短縮による尖足変形を生じやすい.

・痙性麻痺患者の運動療法の基本は長年にわたり継続のある拘縮予防訓練を
　行うことである.

References

1) Freeman GK, et al：Continuity of care：an essential element of modern
　　general practice? Family Practice. 2003；20：623-627.

2) Houglum PA, Bertori DB：Brunnstrom's Clinical Kinesiology, 6th ed. F.A.Davis
　　Company, 2012, p142-145.

Highlight

Case 25　A Case Report of an Ankle Joint of a Spastic Paresis Patients of Lower Limbs—The Prevention of the Passive Insufficiency and the Contracture of Joint

It can easily happen that the ankle joint of spastic paresis patients of the lower limbs can develop the deformity of equinus foot by the shortening of muscle-tendon. Furthermore, the contracture deformity of the joint by the shortening of the muscle-tendon can cause the muscle weakness by the passive insufficiency and the decline of walking ability. Generalists must keep a good therapeutic relationship with their patients so as to prevent contracture deformity of joints and the shortening of muscle-tendons.

26

高齢者運動療法とサルコペニア
―高齢者サルコペニア対策

□臨床指標 (Clinical Indicator) と■基準 (Criteria)

□ 高齢者筋力低下患者の運動療法の基本を理解する
- ■ 徒手筋力検査で筋力評価をすることが重要
- ■ ベッドサイドにおける簡易徒手筋力検査を臨床の現場で用いると便利

CHALLENGE CASE（3症例提示）

典型例を症例1～3に示す. 症例を呈示する.

[Box26－1] 症例1

症例1　85歳　男性
農業している
手指は変形＋
膝変形なし
大腿四頭筋筋萎縮軽度
活発
ADL自立, 自力歩行
筋力は

腸腰筋	MMT	右4＋	左4＋
四頭筋	MMT	右4－	左4－
中臀筋	MMT	右4－	左4－
前脛骨筋	MMT	右4＋	左4＋

ベッドサイド
簡易筋力評価は
こうして臨床的に
応用される

A/P：レジスタンス運動中程度

CHALLENGE CASE（３症例提示）

[Box26 − 2]　症例２

症例２　８７歳　女性
　農業している
　手指は変形なし
　膝変形あり(手術している)
　大腿四頭筋筋萎縮なし
　活発
　ADL 自立，自力歩行
　筋力は

腸腰筋	MMT 右5−	左5−
四頭筋	MMT 右5−	左5−
中臀筋	MMT 右5−	左5−
前脛骨筋	MMT 右5−	左5−

ベッドサイド
簡易筋力評価は
こうして臨床的に
応用される

A/P：すべてのレジスタンス運動

　症例１，症例２共に筋力 MMT4 以上あるのでレジスタンス運動が適応される．レバーアーム，トルクなどを考慮し有効な筋力を引き出しながら，個々人の筋力,持久力,体力などを考慮した運動負荷を選択するようにする．筋力が MMT5+ に到達すれば階段負荷や登山なども本人に希望に合わせて行うと良い．レジスタンス運動負荷による運動療法は日頃から畑仕事などの筋肉労働をしている方には特に必要はないが，車の運転が主であるタクシー運転手のような仕事をしている場合には，特に下肢筋力トレーニングは必要になると思われる．基本的には個々人にどのような作業をしているかを聞きだし，個々人に合った運動メニューを作成し指導すればよい．繰り返しになるが，レジスタンス運動と併せて四肢・体幹のストレッチ体操，歩行などの有酸素運動を行うようにする．

CHALLENGE CASE（3症例提示）

[Box26 － 3] 症例3

症例3　73歳　男性
　公務員退職後，膝変形＋　手術＋,
　大腿四頭筋筋萎縮 ++, 下腿三頭筋萎縮なし,
　臀筋萎縮，頸椎術後，腰部脊柱管術後
　何とか歩いている
　ADL 自立～見守り（動作は遅い）
　筋力は

腸腰筋	MMT 右4－	左4－	
四頭筋	MMT 右3－	左3－	
中臀筋	MMT 右2＋	左2＋	
前脛骨筋	MMT 右4－	左4－	

ベッドサイド
簡易筋力評価は
こうして臨床的に
応用される

A/P：中臀筋筋力低下のため転倒危険あり
　　　四頭筋筋力低下のため階段昇降困難
　　　立位運動, 仰臥位にて中臀筋筋力増強訓練,
　　　四頭筋はアイソメトリック運動

　この症例は高齢者に多くみられる頸椎神経根症，腰部脊柱管狭窄症による腰椎神経根症，さらには変形性膝関節症などを合併した症例で，臀筋筋萎縮と筋力低下，大腿四頭筋筋萎縮と筋力低下などが著明で，また変形性膝関節症は活動性関節炎を引き起こし片足では身体を支えられず，小刻みすり足歩行を呈している．神経根症による末梢神経由来の神経原性筋萎縮のため，筋力トレーニングで筋力増強していく可能性が少ない．また中臀筋筋力 MMT2 と低下しているため転倒リスクが大きく，歩行器使用での移動，杖歩行などを考慮していく．また筋力 MMT2 に合った運動負荷を考慮し，仰臥位での水平運動，水平抵抗運動などを行いながら，歩行器を使用した有酸素運動（歩行訓練），それに有効な筋力をひきだすため四肢・体幹のストレッチ体操などを基本メニューとしていく．プールを利用した水中訓練も良いトレーニング方法である．身体能力に応じて対応すべき症例である．

CHALLENGE CASE（3症例提示）

[Box26-4] 中臀筋筋力増強訓練

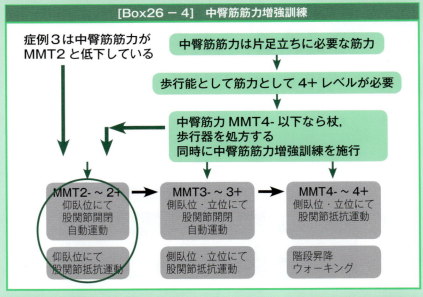

[Box26-5] 四頭筋筋力増強訓練

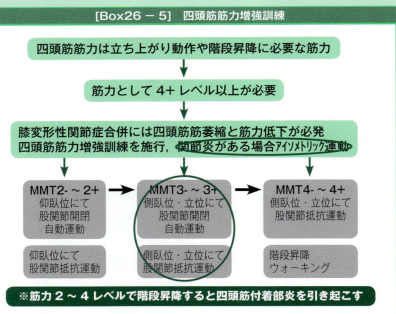

CHALLENGE CASE（3症例提示）

他動不全と自動不全の予防にストレッチ・柔軟体操は必須である.

　これまで臨床運動学で他動不全や自動不全の状態では有効な筋力が発揮できないことを学んだ. このことはストレッチ体操や柔軟体操が如何に重要であることがわかる. 朝のラジオ体操や抗重力筋体操を取り入れた太極拳などを生活の中に取り入れることは他動不全や自動不全の予防になり得るということにもなる. 無駄のないエネルギー消費の少なくて済む有効な筋力は関節拘縮や筋短縮そして皮膚短縮がない, ということが前提になり発揮できるのである.

Tutorial

（総合診療医 G）：高齢者サルコペニアの患者さんを診察した時にはこのようにアプローチすれば良いですね.

（指導医 M）：ひとりひとりが体力, 筋力さらに個人史も異なりますから, 個人に合った適切な運動処方をされることを望みます.

G：信頼できる家庭医として運動療法を取り入れホームエクササイズを指導していければ嬉しい限りです.

M：頼もしい発言ですね. 患者の身体診察が重要で正しい運動処方を生み出すためには正しい徒手筋力検査を施行し評価をすることが第一歩なんです.

G：詳細な問診と身体所見を正しくとることが High-value Care を生み出すんですね.

M：そうなんです．「医学のアートは観察にある」とサー・ウィリアム・オスラー博士も言っています．このことを忘れずに自分の予想することがうまくいかない場合は，再び原点に戻り，患者を観察し繰り返し病歴と身体所見をとり，そこから集めた情報を再度解析・分析し，そして洞察・推察し考えていくことが望まれます．

G：ホームエクササイズが指導できることが素晴らしいですね．

M：原点は患者さんですね．

高価値な医療と低価値な医療
High-value Care ＆ Low-value Care

高価値な医療：

　高齢者サルコペニア患者に個々の体力や筋力の違いに併せた運動療法プログラムを作成していくことは，高齢化社会を迎える日本の医療にとって福音になる．そのためにもベッドサイドにおける徒手筋力検査は重要な身体診察手技になる．

低価値な医療：

　高齢者サルコペニア患者を単なる加齢現象と捉え，既存の価値観でベルトコンベア式に処理し，個人の尊厳を忘れたような対応は，姥捨て山的発想とあまり変わりのない医療の姿である．

Glossary

1) レバ－ア－ム[1]

モ－メントは力が運動の支点または運動軸から離れて作用することで起こる力のことである．数学的用語で表せば，モ－メント（M）＝距離（d）×力（F）の積で，距離（d）はレバ－ア－ム（てこの腕）としての長さである．並進運動の場合のア－ムはレバ－ア－ムと云い，回転力が生じる場合のア－ムはモ－メントア－ム（モ－メントの腕）と云う．

2) トルク[2]

トルクとは回転を生じさせる力である．臨床運動学では関節にかかる力を推定するために，トルク，モ－メントア－ム，レバ－ア－ム，フォ－スア－ム，レジスタンスア－ムなどの抽象化された概念（知識）を用いて計算できる．

3) カヘキシア[3]

カヘキシア（悪液質）は脂肪組織と骨格筋が顕著に萎縮することで，体重減少と衰弱 が生じる消耗性の病態である．慢性炎症状態を伴う高サイトカイン血症による骨格筋の融解状態がカヘキシアで，フレイル（虚弱）の進行し悪化した状態といえる．

4) サ－・ウィリアム・オスラ－博士

オスラ－博士（サ－・ウィリアム・オスラ－）は，1849 年 7 月 12 日にカナダ，オンタリオ州に生まれ，１９世紀後半から２０世紀の初めにかけてアメリカで活躍し，"アメリカ医学の開拓者"，"近代医学の父"として，多くの人の尊敬を集めた．医術的な問題にも大きく貢献しているが，むしろ医学のありかたやその全人的な心身医学の基礎，医学教育の考え方を築いたところに，その偉大さがあり，今もなお敬愛されている．

Short Lecture：サルコペニック・オベシティ[1,2]

　筋力に応じた段階的運動プログラムで誤用症候群を予防しながら行う筋力トレーニングが求められている．高齢者に対する運動療法の基本と戦略を示す．その中で正しい筋力評価を行い高齢者に指導していく段階的運動プログラムが必要であるかを示した．**[Box26－6]**

　高齢者の筋力低下や筋萎縮を認識した場合，筋力低下を引き起こした主な疾患はどれかを考える．原発性サルコペニア，2次性サルコペニア，フレイルはないか，もしも2次性サルコペニアだとしたら，主な原因は廃用症候群，炎症・カヘキシア[3]，栄養障害，侵襲・ストレス，ステロイドなどの薬剤などのいずれかを考えてみることは重要である．また，神経原性筋萎縮，活動性関節炎の合併はないかどうかを確認していく．このことは高齢者に特徴である骨・筋肉疾患の異常で起こっている様々な病態を理解し，個々人に応じて柔軟に対応する臨床能力・パフォーマンスを高めていくことで重要である．

　次に高齢者の筋力に低下に応じた運動療法アプローチ法を示した．**[Box26－7]**

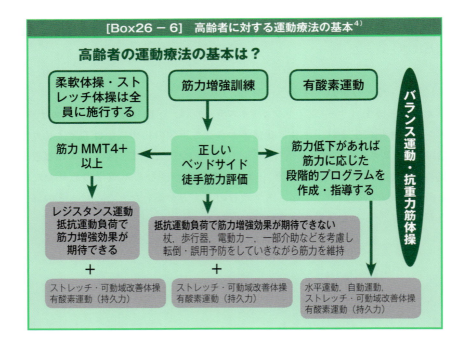

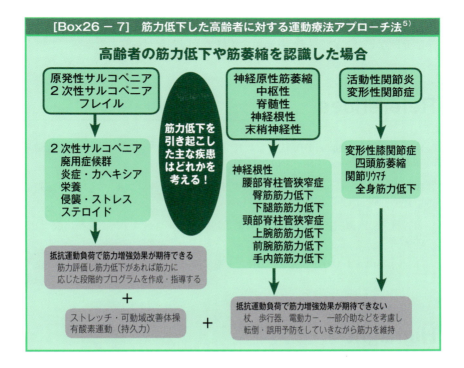

[Box26 − 7] 筋力低下した高齢者に対する運動療法アプローチ法[5]

Recommendations

・高齢サルコペニア（筋力低下）患者に対する運動療法は正しい徒手筋力検査を施行することから始まる．

・高齢サルコペニア（筋力低下）患者の運動療法は体力や筋力の程度に併せて，個々の運動プログラムが必要であり，過用にならないように適切な指導が必要である．

・高齢サルコペニア（筋力低下）患者への基本的運動処方は①全員に対するストレッチ体操・関節可動域訓練，②抗重力体操・バランス訓練，③段階的筋力増強訓練で構成される．

・筋力増強訓練で筋力増強効果が期待できない場合は，杖，歩行器，電動カー，一部介助などを考慮し，転倒・過用症候群を予防しながら筋力を維持していく．

References

1 ）Houglum PA, Bertori DB, 統括監訳者 武田功, 他：ブルンストローム臨床運動学, 原著第 6 版 , 医歯薬出版 , 2014, p32-33.

2 ）Houglum PA, Bertori, DB, 統括監訳者 武田功, 他：ブルンストローム臨床運動学, 原著第 6 版 , 医歯薬出版 , 2014, p38-45.

3 ）葛谷雅文，雨海照祥編：栄養・運動で予防するサルコペニア．医歯薬出版 ,2013 , p68-72.

4，5 ）本永英治：よくわかる徒手筋力検査と臨床運動学 , カイ書林 , 2016 , p155-167.

Highlight

Case 26　A Case Report of an Elderly Patient who was Prescribed Exercise Therapy to Prevent the Sarcopenia

Exercise therapy for elderly sarcopenic patients is needed. These exercise programs need to be customized according to the physical strength and muscle power of each patient. Also needed is proper teaching so as not to cause overuse. The basic exercise prescription are as follows.
1 ）Stretch exercises and range of motion exercises for all patients
2 ）Antigravity muscles exercises and balancing exercises
3 ）Gradual muscle-strengthening exercise programs

When the effect of muscle-strengthening exercise is not known, generalists should consider the cane, the walker, the mobility scooter and partial assistance which might be useful to keep the muscle power together with preventing falling and overuse syndrome.

27 筋力低下した高齢者患者の在宅での運動療法の基本

□臨床指標 (Clinical Indicator) と■基準 (Criteria)

□ 高齢者の筋力に応じた段階的運動療法は在宅ではどのように行われるか

■ どのような運動方法が適しているのか

■ レジスタンス運動はどうするのか

CHALLENGE CASE

　筋骨格に異常を示し歩行困難となった典型的な高齢者を紹介する．年齢は87歳の男性，職業は若い頃から林業，農業に従事しながら65歳までは大工，それ以降は森林組合に勤務し，山登りしながら大木を切ったり雑草を刈り取る，いわゆる筋肉労働者．現在，腰部脊柱管狭窄症による下肢筋力低下，頚部神経根症による上肢筋萎縮と上肢筋力低下，そして両側変形性膝関節症も合併している．今回，頚椎手術後で，手術侵襲により2次性サルコペニアを合併し，また頚椎術後の痛みも重なり臥床となり，ベッド上起居動作，立位なども困難となった．歩行は軽介助から監視で何とか可能でリハ目的で当院に転院となりリハビリ機能訓練後，歩行能力が改善し自宅へと退院となった．

　退院時の筋力は上肢筋MMT4，下肢筋は中臀筋筋力が両側MMT3+ ～ 4，その他は平均してMMT4レベルであった．中臀筋が目立って筋力低下し，そのため立位保持困難，片足立ち困難であった．また全体的に年齢による原発性サルコペニアと2次性サルコペニアを合併，さらには頚椎神経根症と腰部脊柱管狭窄症による末梢神経性由来の筋萎縮も重なり四肢筋，体幹筋の萎縮が認められた．転倒の危険が予知された．

　在宅における筋力トレーニングは中臀筋筋力に対しては立位・仰臥位での自動運動を指示し，それ以外の筋肉に対してはレジスタンス低運動負荷，

CHALLENGE CASE

また上肢筋，下肢筋に対しては閉鎖連鎖運動（Closed-Kinetic exercise）[1]
である腕立て伏せとスクワッティング（膝屈伸）運動を低運動負荷で指導
した．また介助による階段昇降，有酸素運動として軽介助歩行1日2回を
指示した．栄養面ではタンパク質の多い琉球料理（島豆腐，豚肉料理）を
主とし，炭水化物である米，パン，菓子などは極力少なめに摂取するように
指導した．

　2週間経過後に徒手筋力検査を在宅で行った．特に痛みもなく頸部痛も
殆ど消失した．中臀筋筋力はMMT4-と改善し，その他の筋力も全体的に
MMT4+へ改善し，屋内の歩行を始め階段昇降まで自立した．外出による
有酸素運動も最初は30 m程であったが，約600mまで自立歩行レベルと
改善した．

　この高齢者に施行したのは，ストレッチ体操，柔軟体操，自分自身で
行う中臀筋自動運動と上肢筋と下肢筋に対して低運動負荷の閉鎖連鎖運動，
有酸素運動の歩行訓練であった．忠実に訓練を繰り返し施行した結果，
ほぼ手術前のADLあるいはそれ以上に回復した．体重も減少し（10kg），
体重によると思われる変形した膝関節や腰に対する重量負荷も軽減したと
考えられた．本人の自覚としては歩行距離が伸びたこと，仰臥位から簡単
に起きられるようになったことなどから身体機能としての改善を訴え，
改善したことで将来に対する希望と自信がついたと話してくれた．

　この症例のように中臀筋の筋力低下に対しては自動運動や水平運動を
指示し，全体的にMMT4-レベルと低下した四肢筋に対しては低運動負荷の
レジスタンス運動と閉鎖連鎖運動を指示すれば，過用症候群の合併もなく
良好に筋力は回復しADLも改善した，ということである．

CHALLENGE CASE

　1年後にこの患者を診察した．筋力もADLも1年前とほぼ同様であった．本人は運動し過ぎると筋力低下が起こることを自覚し，自分の能力に合ったADL動作とストレッチ体操のみを続けていた．関節拘縮による他動不全，自動不全の合併もなく少ない低運動でADLが維持できることに感謝していた．

　症例に指示した在宅で行う運動療法，ストレッチ体操・柔軟体操，中臀筋自動運動，低運動負荷の閉鎖連鎖運動（Closed-Kinetic exercise）である腕立て伏せとスクワッティング（膝屈伸）運動，有酸素運動（歩行），低運動負荷レジスタンス運動を写真・図に示す．

[Box27 － 1]　在宅で行うストレッチ体操・柔軟体操

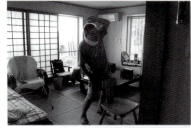
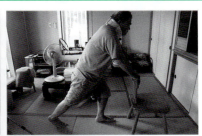
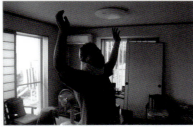

CHALLENGE CASE

[Box27 – 2] 在宅で行う中臀筋自動運動と有酸素運動

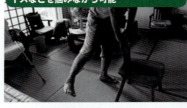

立位での股関節外転運動，筋力が弱ければイスなどを掴みながら可能

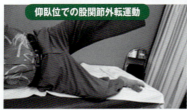

仰臥位での股関節外転運動

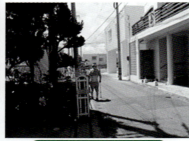

屋外での散歩は有効な有酸素運動と持久力運動となる

[Box27 – 3] 在宅で行う低運動負荷の閉鎖連鎖運動（Closed-Kinetic chain exercise）

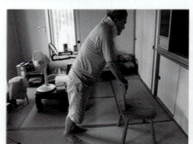

立位で行う腕立て伏せ（CKCE）水平運動に近く低運動負荷

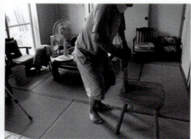

立位で行うスクワッティング（CKCE）浅い膝屈伸運動

CHALLENGE CASE

[Box27 − 4] 在宅で行うレジスタンス運動1

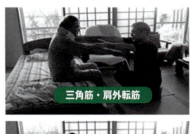
三角筋・肩外転筋

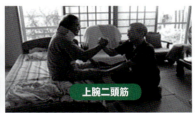
上腕二頭筋

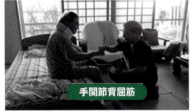
手関節背屈筋

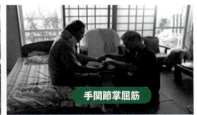
手関節掌屈筋

[Box27 − 5] 在宅で行うレジスタンス運動2

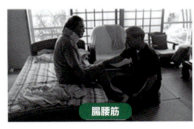
腸腰筋

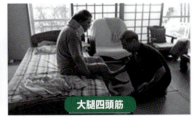
大腿四頭筋

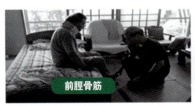
前脛骨筋

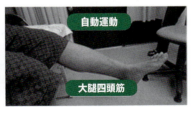
自動運動
大腿四頭筋

Tutorial

(総合診療医 G)：この症例も大変参考になりました．

(指導医 M)：本人は賢い方で訓練をやり過ぎると身体機能低下が起きることを，身を以って知っていました．それが功を奏したと思います．

G：過ぎたるは及ばざるがごとし，という格言が頭をよぎりますね．

M：一時はどうなるかと心配しましたが低運動負荷の指示で効果的だったのでこの方法で良かったと思いました．この患者の場合は他動的にストレッチ体操を1日3回欠かさずに行いました．最初は股関節の可動域が狭く，中臀筋筋力や四頭筋筋力も低下していましたが，可動域の改善と共に筋力も増強してきました．

G：関節可動域が改善したので他動不全による筋力低下から解放された可能性がありますね．ストレッチは本当に重要なトレーニングですね．

M：その通り，もうひとつ大事なことがあります．訓練は低運動負荷でしたが毎日欠かさず継続して行いました．「継続は力なり」「効果は忍耐強く待つべし」などがパールになりました．このことは人生の中でも大切なことですね．

高価値な医療と低価値な医療
High-value Care & Low-value Care

高価値な医療：

　高齢者で術後 ADL が低下した場合に長期に入院できずに後方病院に転院するケースが多い中で，地道に低負荷で訓練すれば元の ADL に戻れるということを示した症例．回復を急ぐあまり過用な負荷をかけ，逆に ADL が低下していくことが多い中で，入院治療に引き続き在宅でもホームエクササイズを継続し，回復していくことはまさに High-value Care である．

低価値な医療：

　術後の高齢者患者に DPC (診断群分類包括評価) に基づき 1 ～ 2 週間コースを設定し，マニュアル（パス）に沿ったリハビリコースを設け，それに乗らなければ回復病院へ転院，といった流れがしばしば見受けられる．しかし転院先の施設は老人病院と呼ばれる療養型病院で，リハビリ機能は充実せず，寝たきり老人のための介護ケア中心の医療施設であることもよくある．この医療環境で回復すべき機会を失い ADL が低下していく高齢者患者に出会うこともある．個々の体力や筋力を考えることもない，患者との関係も薄弱な極めて貧しい医療の姿だ．

Glossary

1）閉鎖連鎖運動（Closed-Kinetic exercise）[1]

　Closed-kinetic chain exercise（閉鎖運動連鎖）とは運動連鎖の遠位身体分節は固定される運動の総称でスクワッティングによる膝屈伸運動や腕立て伏せ運動がそれにあたる．閉鎖運動連鎖において，1 つの分節の運動は，すべての分節を動かすことになる．閉鎖運動連鎖の活動は，開放運動連鎖がもたらすほどの運動速度をもたないが，機能的な活動に対してより大きな力と強さを提供する．筋力増強訓練にはしばしば用いられる．

[Box27 − 6]　Closed-kinetic chain exercise（閉鎖運動連鎖）－スクワッティング

スクワッティング運動

Short Lecture： 高齢者の抗重力筋体操と有酸素運動の意義

　高齢者の運動療法を考えていくうえで2つの重要な知見があります。

　ひとつは高齢者の筋肉は Type I 筋繊維が多く残っているということです[2]。筋繊維は組織化学的な性質の違い，代謝，機能の相違により大きく2種類に分けられます。Type I 筋繊維はミトコンドリア酵素活性が高い，ホスホリラーゼ活性が低い，脂肪顆粒が多い，筋肉の色は赤い（赤筋），ミオグロビンは多い，グリコーゲンは少ない，という形態的特徴があります。神経線維は細く，筋収縮・神経伝導速度は遅く持久力と関連しています。老人はこの筋肉機能は温存されています。中間広筋，ヒラメ筋などの抗重力筋がこの Type I 筋繊維に相当します。Type I 筋繊維は好気性代謝に適しており，ウォーキングなどゆっくりした有酸素運動などでこの Type I 筋繊維が優位になります。高齢者には Type I 筋繊維が多い抗重力筋を使用する有酸素運動と抗重力筋体操（バランス運動）が適しているともいえます。抗重力筋体操の代表である太極拳は Type I 筋トレーニング，立位バランス訓練，高齢者に適している，屋内外などどこでも可能という特徴を備えており，ラジオ体操と並んでぜひ習慣化して修得して欲しい体操です。

　もうひとつの重要な知見は有酸素療法で筋力増強の効果が得られるということです。レジスタンス（抵抗）運動による運動負荷は筋繊維への物理的な伸展刺激，あるいは損傷を起こし，それにより IGF-1（インスリン様成長因子）が産生され，筋細胞の増殖，筋繊維の形成，タンパク合成の促進などを生じるといったメカニズムが報告されています[3]。リハビリテーションにおける活動機能構造連関を **[Box27 − 7]** に示します[3]。筋力増強効果（筋のタンパク質合成）はレジスタンス運動負荷だけでなく抗重力筋を使った有酸素運動でも同様の効果があるといわれています。

　この2つの知見は重要です。簡単な歩行訓練は有酸素運動に相当し，独歩でも，介助歩行でも，歩行器を使用した歩行も筋力増大効果は得られるということです。

　高齢者のストレッチ運動（関節拘縮予防），歩行訓練（有酸素運動），抗重力筋体操は，高齢者運動療法の基本です。

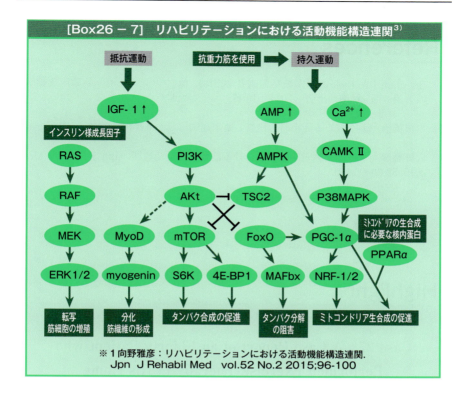

※1 向野雅彦：リハビリテーションにおける活動機能構造連関．
Jpn J Rehabil Med vol.52 No.2 2015;96-100

Recommendations

・高齢者患者の術後の運動療法は，個々の筋力や体力に合わせて低運動負荷と有酸素療法などを組み合わせた個々の運動プログラムが功を奏する．

・退院後も適切なホームエクササイズを続けることにより元来の ADL に回復していくことができる．

・高齢者のストレッチ運動（関節拘縮予防），歩行訓練（有酸素運動），抗重力筋体操は，高齢者運動療法の基本である．

References

1) Houglum PA, Bertori DB, 統括監訳者 武田功, 他：ブルンストローム臨床運動学, 原著第6版, 医歯薬出版, 2014, p16-17.

2) 本永英治：よくわかる徒手筋力検査と臨床運動学, カイ書林, 2016, p164.

3) 向野雅彦：リハビリテーションにおける活動機能構造連関. Jpn J Rehabil Med. 2015; 52 (2) :96-100.

Highlight

Case 27　A Case Report of an Elderly Patient who Performed Exercise Therapy in His Home

Postoperative exercises for the elderly patients are needed to prepare for individual exercise programs which are combined with a low exercise load and aerobic exercise. Proper home-exercise after discharge from the hospital can help recover the original ADL of their patients. Stretch exercises (the contracture deformity of joint), walking exercises for elderly patients (the aerobic exercise) and antigravity muscle exercises are the basic exercises for elderly patients.

第4章

多様性と臨床運動学の視点を
学ぶ症例

28 足関節偽痛風を蜂窩織炎と診断し入院後10日間
　　抗生物質点滴

29 炎症と多発関節炎の背景に潜む病態を理解する

30 炎症と全身痛の背景に潜む病態を理解する

31 頚部筋力評価の方法は知識を要する

32 寝たきり患者の膝関節炎の病態を探る

33 関節リウマチ患者の激しい肩関節炎に対するアプローチ

34 股関節周囲筋筋力低下患者に杖の使用法を指導

35 リハビリ継続の意義と運動学の視点

36 下垂足を訴える患者への診断的アプローチと運動療法

37 頚椎椎体前方骨棘形成による声門筋圧迫による嗄声

28

足関節偽痛風を蜂窩織炎と診断し入院後10日間抗生物質点滴（低価値医療）

□臨床指標 (Clinical Indicator) と■基準 (Criteria)
□ CPPD 偽痛風関節炎と蜂窩織炎の鑑別は可能か
　■ 鑑別困難な場合どうアプローチするか？

CHALLENGE CASE

　85歳，男性．発熱，左足関節部と足背部腫脹を主訴に老人介護施設から紹介された．足関節痛のため立てない状態であった．救急室で発熱の原因究明が始まった．身体所見で四肢筋の筋萎縮と左足関節発赤腫脹が認められた．体重は80kgと上半身肥満体でサルコペニック・オベシティ状態が考えられた．左下肢蜂窩織炎として抗生物質の点滴が開始された．

[Box28 − 1]　症例28

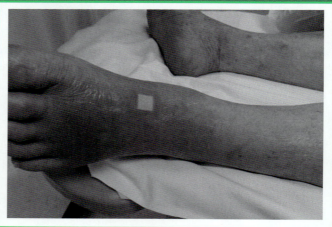

Tutorial

（総合診療医 G）：写真からだと確かに蜂窩織炎と類似していますね！

（指導医 M）：細菌の侵入を思わせる所見がありましたか？

G：傷，湿疹，足趾間部白癬などありませんでした．

M：偽痛風などは考えられませんでしたか？

G：膝関節の偽痛風は関節液でピロリン酸カルシウム結晶を偏光顕微鏡で証明すれば良いのですが，関節液の殆どないようなこの症例は結晶誘発性関節炎の証明が困難です．やはり発熱，発赤腫脹といえば蜂窩織炎を考えてしまいますね．

M：偽痛風を最初に考えるためにはやはり詳しい問診と身体所見さらにはサルコペニアに対する知識なども必要ですね．そういう視点が欠如しているとどうしても蜂窩織炎と診断されがちになりますね．問診は難聴のため困難でしたが過去カルテの記録で偽痛風膝関節炎にて入院していたことがわかりました．

G：過去の医学情報により偽痛風の診断前確率が上がりますね．

M：その通り・・・しかしピロリン酸結晶は証明できませんね．

G：やはり抗生物質の点滴が無難な選択ですかね．

M：過用症候群の概念に，高齢者の筋力低下がもたらした筋付着部炎や関節炎も鑑別に挙がりましたか？

G：そうでした．

M：この症例もそういう視点でみないと，発熱の原因が細菌だけに絞りがちなので注意が必要なんです．抗生物質で治療開始するのは良いですが，細菌感染の可能性が低いのではと考え，安静や NSAID の投薬を治療してみて判断しても良いのではないかと思いますね．過用症候群による筋付着部炎や関節炎は，安静と NSAID の投薬のみで症状がとれることが多いですからね．仮に細菌感染でしたらこの方法で治癒していくことはないですからね．血液培養陰性を待ち，本人の全身状態の比較的良いことを確認し抗生物質を止めてから，過用症候群に対する治療を始めてみても良いのではないかと考えます．

G：この症例の場合はその可能性もあるのに 10 日間も第三世代のセファロスポリン系抗生物質を点滴し続けたんですよね．

M：ひどい場合にはピロリン酸カルシウム結晶が確認され偽痛風と診断されてもなお抗生物質治療を何日も続ける症例もみますね．Low-value Care の典型ですね．抗生物質を点滴しないと安心できないという心理なんですね．

G：自分自身の診断と治療に自信が持てないんですね．

M：やはり問診，視診などを始めとする身体所見からの情報を集め，さらには新しい医学知識を取り入れ，症状を推理・洞察していくという診療態度が必要です．

G：生涯学習者ですね．家庭医として肝に銘じます．

高価値な医療と低価値な医療
High-value Care & Low-value Care

高価値な医療：

　偽痛風関節炎と蜂窩織炎の鑑別は難しく，また感染性関節炎や深部静脈血栓症との鑑別も難しい．また足関節部発赤腫脹はレッドフラッグサイン

としても重要である．重大な疾患に皮下膿瘍，壊死性筋膜炎，カルシフィラキシスなどもある．しかし今回の症例のように高齢者，サルコペニアによる四肢筋萎縮と筋力低下が身体症状として認められればやはり偽痛風の可能性は高く，偽痛風の確定診断を優先すべきだと考える．アンカー型の認知エラー[1]にならないように，重大な疾患の可能性を考慮しながら，治療に入っていくのがHigh-value Care だと考える．

低価値な医療：

血液培養でも陰性，偏光顕微鏡による検査でもピロリン酸カルシウム結晶陽性と，明らかに細菌感染症による蜂窩織炎ではないのに，入院最後の日まで第3世代セフェロスポリン系抗生物質を点滴するような治療介入は Low-value Care.

Glossary

1）蜂窩織炎

皮膚の深いところから皮下脂肪組織にかけての細菌による化膿性炎症．関節周囲に生じた蜂窩織炎は，感染性関節炎の鑑別も重要になる．

Short Lecture： 筋力低下した高齢者過用症候群の特徴[2]

筋力低下したサルコペニア高齢者患者の過用症候群には3つの特徴があります．

1．遠位性筋収縮による筋付着部炎

①上肢筋筋力低下（背景には頸椎症性神経根症など）が誘因となって起こってくる上腕骨外顆炎，上腕骨内顆炎があります．

②下肢筋，特に腸腰筋と四頭筋（背景には膝変形性関節症など）の筋力低下が誘因となって起こってくる大腿四頭筋付着部炎があります．

２．体重負荷などに伴う関節炎

①上肢筋力低下の患者が立位で身体を支える場合には，しばしば手関節炎が
起こってきます．

②下肢筋力低下の患者が立位で膝関節や足関節に体重負荷がかかる場合には
膝関節炎や足関節炎などが起こってきます．

３．その他，特殊な関節炎として変形性膝関節症の寝たきり患者に大腿膝蓋関節内水腫を伴う偽痛風膝関節炎が起こってきます．

[Box28－2] 筋力低下した高齢者過用症候群の特徴[2]

高齢者過用症候群の特徴

筋萎縮・筋力低下のサルコペニア・フレイル集団の姿

症状は
筋萎縮・筋力低下

過用症候群の原因は筋力低下のある筋・関節に対して運動負荷が過剰

まとめ　筋力低下した高齢患者の過用症候群の特徴

１．遠位性筋収縮による筋付着部炎
　　上腕骨外顆炎，上腕骨内顆炎　⇒　上肢筋筋力低下（背景に頸椎症性神経根症など）
　　大腿四頭筋付着部炎　　　　　⇒　下肢筋，特に腸腰筋，大腿四頭筋の筋力低下

２．体重負荷などに伴う関節炎
　　手関節炎　　　　　　　　　　⇒　上肢筋筋力低下　＋　立位で上肢（杖使用あり）
　　　　　　　　　　　　　　　　　　　　　　　　　　　　で身体を支える場合
　　膝関節炎，足関節炎　　　　　⇒　下肢筋筋力低下　＋　立位による体重負荷が
　　　　　　　　　　　　　　　　　　　　　　　　　　　　かかる場合

３．その他，特殊な関節炎
　　変形性膝関節症＋寝たきり患者の大腿膝蓋関節内水腫を伴う膝関節炎　⇒　偽痛風？

Recommendations

・筋力低下したサルコペニア高齢者患者の過用症候群には3つの特徴を知ることが早期診断・治療に繋がる.

・偽痛風関節炎,細菌性関節炎,蜂窩織炎は外見では区別し難い.

・偽痛風関節炎の診断の鍵は病歴,身体所見が最も重要で,「高齢者」「サルコペニア」「筋力低下・筋萎縮」は診断への Key-words となる.

References

1) 徳田安春:臨床推論. 日本病院総合診療医学会雑誌. 2012;3(2):22-27.

2) 本永英治,他:筋力低下・筋萎縮を有する高齢者サルコペニア患者の背景に潜む多疾患合併の病態と過用症候群の合併. 第7回日本プライマリ・ケア連合学会学術大会プログラム抄録集, 315, 2016.

Highlight

Case 28   A Case Report of a Patient with Pseudogout Arthritis of the Lower Limbs who was Misdiagnosed as Having Cellulitis and Given Antibiotics by Intravenous Drip for Ten Days

A differential diagnosis of cellulitis occurring on the periarticular site is so difficult that generalists should perform the proper approaches considering the possibility of severe diseases. Three characteristics are frequently observed for elderly sarcopenic patients with muscle weakness, namely, 1) attachment tendinitis due to eccentric muscle contraction, 2) arthritis due to weight loading(including the pseudogout arthritis), 3) femoropatellar joint arthritis(mostly the pseudogout arthritis) of the bedridden patient. Generalists should aware of the medical history and physical findings for the diagnosis of the pseudogout arthritis. "Elderly" , "sarcopenia" and "muscle atrophy and weakness" are keywords for a proper diagnosis.

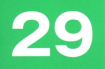

炎症と多発関節炎の背景に潜む病態を理解する－ ACTH 単独欠損症

■臨床指標 (Clinical Indicator) と ■基準 (Criteria)

□ ACTH 単独欠損症[1]を理解する
- ■ ACTH 単独欠損症には食欲不振，易疲労感，発熱など多彩な臨床的特徴がある
- ■ ACTH 単独欠損症の症状の中で関節腫脹など炎症所見が見られるのはなぜか？

CHALLENGE CASE

年齢 81 歳女性．仕事は元農業．入院・既往歴では 67 歳に腰部脊柱管狭窄症．
現病歴を紹介する．

2009 年 12 月 6 日〜 12 月 12 日まで上腹部痛にて外科入院
同年 12 月 25 日　外科退院後も症状改善せず食欲低下もあり入院する．AGML 疑い＋うつ状態と診断され，精神科コンサルト，老年期うつ病が疑われ抗うつ薬 NaSSA・レメロン 15mg が開始される．
2010 年 1 月 3 日　右手関節腫脹
同年 1 月 7 日　甲状腺ホルモン検査にて潜在性甲状腺機能低下症が疑われる．（抗 TPO 抗体陽性，抗サイログロブリン抗体陽性）
同年 1 月 11 日　発熱
同年 1 月 12 日　胸水　発熱は 40℃まで上昇　その後も発熱持続する．
同年 1 月 20 日　全身痛（圧痛関節 62，腫脹関節 6）のため RA 疑いとなる．血液検査では炎症反応強く低蛋白血症，低アルブミン血症，ESR 85/1h が認められる．
同年 1 月 22 日　コートロジンテストにて ACTH 単独欠損症と診断されプレドニン開始．その後は解熱し，食欲不振も改善した．

CHALLENGE CASE

　ここにおいてACTH単独欠損症は原因不明の発熱，全身疼痛を訴える患者として特徴とされる．事例サマリを**[Box29－1]**で紹介する．

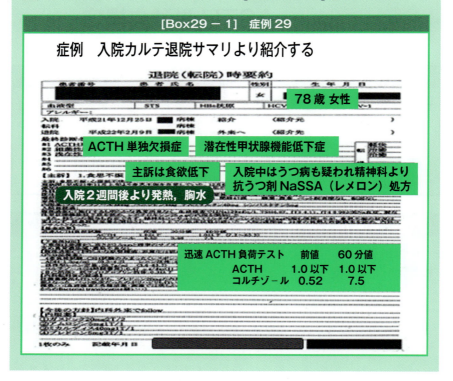

[Box29－1] 症例29

Tutorial

（総合診療医G）：ACTH単独欠損症患者の症状に多発関節炎様症状があるんですね．

（指導医M）：なぜ起こるのでしょうか？あまり知られていないです．内科学専門誌にほとんど記載されておりません．もちろん報告も少ないです．しかし僅かではありますが関節症状の合併報告[2]はあります．

G：診断に時間がかかりますね．

M：この疾患の初期症状は元気がないとか食欲がないとかが多いからです．つまり不定愁訴や精神的症状にも類似しています．この症例も最初は急性胃粘膜障害として治療されていましたが器質的原因がなくうつ病疑いにて精神科に紹介されています．不明熱の原因にも挙がってきます．この症例のように高熱が続くことも特徴的です．

G：なぜ炎症反応が強く高熱なんですか？

M：ACTH が不足すると副腎皮質から出されるホルモンの中でコルチゾールが低下したり出なくなったりするからです．コルチゾールは体内では抗ストレスホルモンとしても位置付けられ炎症を抑制する働きがあります．それが無くなるか，低下するわけですから炎症が抑えきれなくなるのです．

G：炎症を起こす体内物質はサイトカインと呼ばれていますが・・・

M：その通り・・・作りだされたサイトカインが抑えきれなくなるんです．

G：高サイトカイン血症の状態があるということですね．最初の炎症はどうやって起こるのですか？

M：ここがポイントです．人間は絶えず動きなどにより小さな毛細血管などにも傷ができていますが，血管内皮細胞などの働きで，すぐに修復できるので症状としては出現しません．ところが高齢者になると修復機能が低下し，血管内皮系の老化による機能低下により修復に時間がかかったり，できなくなる場合があります．その場合には小さな出血斑（紫斑）などとして出現している可能性が高いです．小出血は白血球やマクロファージなどの食細胞に取り込まれ，その結果炎症反応を起こしています．
　　さらには老化による筋肉の衰えです．サルコペニアとして筋萎縮，筋力低下が起こってきます．また臓器障害などを合併すると2次性サルコペニアも合併し筋萎縮は進行し痩せを伴いフレイル（虚弱）老人になります．

これまで話してきたように筋力低下した高齢者には筋付着部炎や関節炎が起こりやすくなります．つまり高齢者は炎症が常に起こっている身体とも言えます．

G：そこで ACTH が欠乏しコルチゾールが体内に不足すると炎症反応の悪性サイクルである，サイトカインストーム状態に陥るんですね．

M：そういうことです．

G：多発関節炎などを繰り返している高齢者には注意しないといけないですね．

M：早期に気づけば早期治療になり，身体的後遺症も少なくて済むわけです．

G：サルコペニア，フレイル高齢者には要注意ということなんですね．

M：その通り．この視点が気づきを早め High-value Care を生む原動力となるわけです．

高価値な医療と低価値な医療
High-value Care & Low-value Care

高価値な医療：

　多発関節炎や全身痛を訴える患者の鑑別に早期から ACTH 単独欠損症などの内分泌疾患を鑑別に入れると，早期診断に繋がる．また食欲不振や易疲労感なども初期症状になるので，鑑別疾患の中に入れ診断アプローチしていくことは重要である．そのためにも，高齢者は日々の小さな運動や刺激で小出血などが絶えず起き修復機能が低下していること，さらに小出血は炎症を起こす引き金になり得ることを心に留めて診察していくことは High-value Care と云える．

低価値な医療：

　高熱，全身痛などのサイトカインストームの症状の鑑別に，ACTH 単独欠損症や副腎不全が挙がらなければ，生命危機を迎える可能性も高く注意を促したい．

Glossary

1）NaSSA

　NaSSA は「Noradrenergic and Specific Serotonergic Antidepressant」の略で，日本語に訳すと「ノルアドレナリン作動性・特異的セロトニン作動性抗うつ薬」になる．難しい名称だが，セロトニンとノルアドレナリンの分泌を促す作用を持ち，これによりセロトニン・ノルアドレナリンの濃度を増やす作用がある．

2）潜在性甲状腺機能低下症

　潜在性甲状腺機能異常とは血中の遊離型ホルモンは基準値を示すが TSH は基準値より上昇している潜在性甲状腺機能低下症および TSH のみが基準値を下回る潜在性甲状腺機能亢進症に分類される．機能異常は軽度であるため治療の必要性はないと考えられていたが，妊娠時と妊娠希望者では速やかに補充療法を開始すべきとされている．

3）コートロジンテスト

　コートロジンは合成 ACTH 製剤であり，副腎皮質を刺激しコルチゾールを分泌させる．コートロジンテストとは迅速ＡＣＴＨ試験（ラピッド・テスト）のことを一般的に指している．副腎機能不全が疑われた時に，原発性副腎機能不全（アジソン病）と 2 次性副腎機能不全（ACTH 単独欠損症，シーハン症候群など）との鑑別に用いられる検査である．

4）サイトカインストーム

　サイトカイン (cytokine) とは，免疫システムの細胞から分泌されるタンパク質で，特定の細胞に情報伝達をするものをいう．多くの種類があるが特に免疫，炎症に関係したものが多い．サイトカインの過剰産生はサイトカイン・ストームと呼ばれ致死的である．サイトカインは免疫系による感染症への防御反応として産生されるのだが，それが過剰なレベルになると気道閉塞や多臓器不全を引き起こす．

Short Lecture：ACTH 単独欠損症[3]

　ACTH 単独欠損症は下垂体前葉ホルモン 6 種類のうち，ACTH のみの分泌障害により副腎不全を来す疾患です．近年報告例が増加しており，決して稀な疾患ではありません．また不全型（潜在型）の例も存在することから，全身倦怠感などの症状に加え低血糖，低ナトリウム血症，好酸球増多傾向など副腎不全を疑わせる所見を認めた場合には，負荷試験で下垂体・副腎系の予備能を評価することが望まれます．

　1954 年に Steinberg らにより最初に記載され[4]，本邦では 1969 年に熊原らにより報告されました[5]．ACTH 単独欠損症の病態と症状を示します．

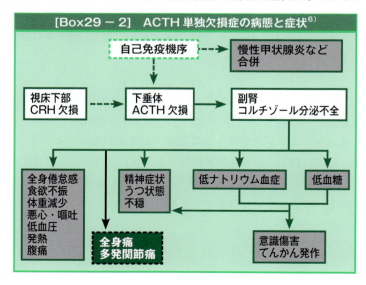

[Box29－2]　ACTH 単独欠損症の病態と症状[6]

[Box29 − 3] ACTH単独欠損症の症状と頻度[6]

ACTH単独欠損症の症状と頻度

① 全身倦怠感 59%
② 食欲不振 54%
③ 意識障害 48.8%
④ 体重減少 36.5%
⑤ 悪心・嘔吐 32.8%
⑥ 発熱 21.8%
⑦ 陰毛，腋毛の脱落 21.5%
⑧ 皮膚乾燥 10.2%
⑨ 腹痛 5.8%
⑩ 筋痛 5.5%
⑪ 甲状腺腫 5.1%
⑫ 色素減少 4.8%
⑬ うつ症状 4.4%

⑭ 神経症状 4.1%
⑮ 冷感 3.4%
⑯ 下痢 3.4%
⑰ 無月経 3.1%

Recommendations

・発熱，全身痛，多発関節炎などを訴え，血液検査で白血球増加，高CRP血症，フェリチン上昇などの高サイトカイン血症を呈する病態の鑑別にACTH単独欠損症を初期から考えるのは，早期診断と治療に繋がり重症化を防ぐことができる.

・高齢者は小さな運動でも身体の各臓器に小出血が起こり，加齢により低下した血管内皮細胞や凝固系機能障害により修復機能が遅延しているといわれている.

・また加齢によるサルコペニア合併に伴う筋力低下は過用症候群を起こしやすく，筋付着部に小出血などの炎症を起こしている．

・これらの小出血は食細胞に貪食され炎症の原因となりサイトカインは常時産生されている．これが高齢者の特徴ともいえる．

・サイトカインの産生を抑制するためにコルチゾールの働きがあるが，ACTH単独欠損症ではコルチゾールが産生されないため高サイトカイン血症の悪性サイクルが起こりサイトカインストームという重篤な状態に陥る．

・高熱，悪寒，全身痛，多発関節痛はサイトカインストームのサインとも云える．

References

1）岩崎泰正, 橋本浩三：ACTH 単独欠損症．日内会誌. 2008；97 (4): 747-751.

2）杉山 晃一, 他：手指関節の変形を伴いリウマチ性疾患との鑑別を要した ACTH 単独欠損症の一例．岡山医学会雑誌. 2014；126 (1) : 76.

3）岩崎泰正, 橋本浩三：ACTH 単独欠損症．日内会誌. 2008；97 (4): 747-751.

4）Steinberg A, et al：True pituitary Addison's disease, a pituitary unitropic deficiency . Endocr J . 1997; 44：121-126.

5）熊原雄一, 他：単一前葉ホルモン欠損症．臨床化学. 1969; 5：28-37.

6）南史郎, 八木孝：ACTH 単独欠損症（IAD）. 診断と治療. 2012; 107(7) :1135-1141.

Highlight

Case 29　A Case Report of a Patient with Inflammation and Polyarthritis—Understanding the Pathophysiology in the Background

When a patient complains of fever, generalized pain, polyarthritis and so on, showing the pathophysiology of hypercytokinemia such as leukocytosis, high-CRP in blood and high-ferritin in blood on the blood examination, generalists should keep in mind the possibility of isolated ACTH deficiency. By such consideration, they can provide an early diagnosis and treatment and can prevent the increase in severity. Elderly people always have micro inflammation in their body. Generalists should pay attention to their elderly patients to observe early symptoms like indefinite complaints and anorexia, high fever, and polyarthritis as red flag signs.

炎症と全身痛の背景に潜む病態を理解する
－ACTH単独欠損症2

□臨床指標(Clinical Indicator)と■基準(Criteria)

□ ACTH単独欠損症の診断を習得する
- ■ 血液検査で診断可能か
- ■ 副腎不全と病態は異なるか
- ■ どの程度筋・骨関節の症状は出現するのか？

CHALLENGE CASE

　84歳男性．仕事は元農業．現在特になし．腰部脊柱管狭窄症手術歴あり．
　2003年頃に全身浮腫，全身しびれあり，某大学病院，某市立病院などで精査するも原因確定できず自律神経失調症と診断される．2011年，当院内科外来にて潜在性甲状腺機能低下症と診断される（抗TPO抗体陽性，抗サイログロブリン抗体陽性）．同年5月に発熱，右足関節腫脹で来院し痛風が疑われる．同年8月に，全身浮腫・全身痛，食欲不振を訴え救急室受診，血液検査で低Na血症，低蛋白血症が指摘される．
　2011年10月XX日，高熱，悪寒戦慄にて当院救急室受診，敗血症疑いにて入院．入院中・病棟では両膝関節痛，右肩関節痛みられる．一時経過は改善するも，入院5日目に再び悪寒戦慄，発熱みられる．入院7日目に頻脈性心房動細），血圧低下（BP60以下），呼吸停止(一時)となりICU入院となる．
　入院8日目に全身痛++，多発関節痛が認められている．
　入院9日目に発熱，悪寒戦慄，左膝関節痛++（関節液貯留），両側胸水認められる．
　入院10日目，ACTH，コルチゾールの低下を認めACTH単独欠損症と診断，ステロイド（ソルコーテフ）静脈注射の治療が行われる．治療に対する反応は劇的で，それまで認めていた多発関節炎の症状は消失した．

Tutorial

（総合診療医 G）：症例 29 と似ていますね！

（指導医 M）：早期から全身痛や多発関節痛を訴える患者の鑑別疾患に ACTH 単独欠損症を想定していないとなかなか気づかないですね．

G：一回症例を経験しておくと鑑別疾患として挙がってくると思いますが，経験したことがないとなかなか難しいですね．

M：この患者は身体的特徴を持っています．長年の農業労務で脊柱管狭窄症や変形性膝関節症などに罹患しているんです．その結果，下肢筋力低下が潜在的に在った可能性があります．2011 年に右膝関節腫脹がみられ痛風関節炎が疑われています．おそらく偽痛風だったのではと想像しています．このような筋力低下が引き起こす過用症候群はこれまで述べて来たように様々な多関節炎や筋付着部炎を併発します．それがサルコペニアを合併した高齢者の特徴で，関節炎や筋付着部炎で起こっているのは炎症なのです．サイトカインが発生場所に出現し発熱，腫脹などの炎症反応を起こしているんです[1]．

G：その炎症を抑制するのは副腎皮質ホルモンのコルチゾールの働きですね．その患者はコルチゾールが不足していたということなんですね．

M：早期に気づいて抗炎症剤やステロイドを投薬すれば，今回のように血圧低下や心停止には至らなかったと思います．

G：早期の気づきが大事ですね．

M：高齢者の多発関節痛の背景にはサルコペニアや虚弱による筋力低下が潜んでおり，それだけでも過用症候群が引き起こされやすく大変なんですが，ACTH 単独欠損症のような疾患を合併すると全身性炎症状態であるサイトカインストームに陥るということで生命の危機を迎えることになります．

M：その他，注意してほしいことがあります．

　ACTH 単独欠損症は明らかにホルモンの低下として診断しやすいのですが，最初は低下として認めなかった症例に激しいストレス環境が続いた場合などにどうなるかなんです．激しいストレスに対して頑張って分泌し続けてきた副腎皮質ホルモン細胞は機能低下に陥る可能性を持っており，一時的に分泌不全が起こるのではないかと思います．この場合にも似たような症状が起こってくると予想しています．完全なる低下ではなく，刺激に対して分泌不全という状態です．炎症反応は強くないとしてもやはり全身性炎症反応として発熱，多発関節痛，全身痛などの症状は出ると思いますので，それらの症状から ACTH 単独欠損症が想定できるように閾値を低く持ち，血管炎などの疾患と一緒に鑑別疾患に入れて欲しいと思います．

G：貴重な症例でしたね．

[Box30 − 1]　症例 30　ACTH 単独欠損症

患者紹介　84 歳男性

主な検査結果
TP/Alb　4.7/2.3
ﾌｪﾘﾁﾝ　807.3　CRP　27.42
MPO-ANCA（−）　PR 3-ANCA（−）
ESR　61/ 1h

ACTH 前　1.0 未満↓　（7.2 ～ 63.3）
コルチゾール　1.0 ↓　（4.5 ～ 21.1）

平成 23 年 10 月 18 日～ 11 月 24 日　入院
入院中に ACTH 単独欠損症と診断される．

入院時，入院中などの症状，経過などを列挙する

平成 23 年 10 月 18 日　高熱，悪寒戦慄にて当院救急室受診
敗血症疑いにて入院.
　　入院中・病棟では両膝関節痛，右肩関節痛

平成 23 年 10 月 26 日　全身痛＋，多発関節痛
平成 23 年 10 月 27 日　発熱，悪寒戦慄　左膝関節痛＋（関節液貯留）
　　　　　　　　　　　　両側胸水
平成 23 年 10 月 28 日,副腎皮質刺激ホルモン,副腎皮質ホルモン（ACTH,
コルチゾール）の低下を認め，副腎不全としてソルコーテフ静脈注射の治療
が行われた．

治療に対する反応は劇的でそれまで認めていた多発関節炎の症状は消失した．

高価値な医療と低価値な医療
High-value Care ＆ Low-value Care

高価値な医療：

　この症例からも ACTH 単独欠損症は気づかれにくいという特徴を持っているので，症状から早期に鑑別疾患に入れたアプローチをするかどうかにかかっている．臨床医の腕のみせどころともいえる．特にサイトカインストームの症状にはいち早く反応し鑑別診断の中に敗血症など他の重篤な疾患と同列に挙げていくアプローチが高品質な医療の提供になり得る．

低価値な医療：

　この症例のように診断がつかなくて何年も大学病院を始め幾多の医療機関を受診している症例は多いと思われる．診断がつかなく，重症になってから診断がつくというのは難しい疾患とはいえ避けたい医療である．医師の知識不足で診断がつかない医療や医師の技量に大きな差が出るような医療は低価値な医療の姿である．

Glossary

1）頻脈性心房細動

　心拍数 100 以上の心房細動を頻脈性心房細動と呼ぶ．頻脈の場合には数を減らす「心拍数（レート）コントロール治療」が行われ，また，薬で戻らない心房細動に対しては電気的除細動（電気ショック）を施し，リズムコントロールをする．また，心臓に基礎疾患がある場合には心房細動が起こると心臓のポンプ機能が低下しやすいので，まずは原因疾患の治療が必要である．

Short Lecture：ACTH 単独欠損症の場合に高サイトカイン血症に陥るのはなぜか

　このことは理解するには慢性炎症とストレス[2)~5)]という現象が細胞レベルでどういう生体内反応が起きているかを知れば，つまりその分子生物学的反応機序を理解すれば理解できるので，炎症とストレスとの関係を説明します.

　体内の発熱・炎症反応は感染などを契機に，活性化したマクロファージから TNF-α が産生され引き続いて炎症性サイトカインと呼ばれるインターロイキン-1（IL-1），インターロイキン-6（IL-6）がカスケード様に分泌されることで始まります．これらの炎症性サイトカインは低濃度では局所の炎症メディエーターとして機能します．またこれらは内因性発熱物質でもあり，内分泌的に視床下部に直接作用し，プロスタグランディンを介して発熱をひきおこします．

[Box30 − 2]　発熱・炎症反応 1

発熱・炎症反応

感染などを契機に，活性化したマクロファージから TNF-α が産生されると，引き続いて IL-1，IL-6 がカスケード様に分泌される.

これらのサイトカインは低濃度では局所の炎症メディエーターとして機能する.

これらは内因性発熱物質でもあり，内分泌的に視床下部に直接作用して，プロスタグランディンを介して発熱をひきおこす.

　発熱反応，炎症反応には常にサイトカインが関わっている．炎症性サイトカインと呼ばれ代表的なサイトカインに腫瘍壊死因子（TNFα），インターロイキン6（IL-6）などがある．これら炎症性サイトカインは，細胞内シグナルの一部を担う転写因子である NF-κB（核内因子κB, Nuclear Factor-κB），AP-1（エーピーワン, Activator Protein1, アクチベータータンパク質 1）を介して，さらなる炎症性サイトカインの産生，ケモカイン接着分子の発現増加などにより，炎症病態を形成していく．一方サイトカインは視床下部からのCRH（副腎皮質刺激ホルモン放出因子）放出を促し，その結果 ACTH（副腎皮質刺激ホルモン）分泌増加，コルチゾールの産生増大がおこる．コルチゾールは

グルココルチコイド受容体を介して，NF-κBやAP-1の活性を蛋白-蛋白相互作用やDNA上での競合により抑制することで炎症性サイトカインの細胞内シグナル伝達を阻害する働きがあり，それによる炎症は抑制され炎症・発熱反応は沈静化する．コルチゾールが抗ストレスホルモンと呼ばれる所以である．**[Box30 － 3]**

コルチゾール不足はサイトカインストームと呼ばれるさらなる炎症を引き起こすので，コルチゾールは不可欠な生体内物質である．**[Box30 － 4]**

[Box30 － 3] 発熱・炎症反応2

発熱・炎症反応

これら炎症性サイトカインは，細胞内シグナルの一部を担う転写因子である
　nuclear factor κB（NF-κB）
　activator protein-1(AP-1)
を介して，さらなる炎症性サイトカインの産生，ケモカイン接着分子の発現増加などにより，炎症病態を形成していく．

サイトカインは視床下部からのCRH放出を促し，その結果ACTH分泌増加，コルチゾールの産生増大がおこる．コルチゾールはグルココルチコイド受容体を介して，NF-κBやAP-1を蛋白-蛋白相互作用やDNA上での競合により抑制することで炎症性サイトカインの細胞内シグナル伝達を阻害する．

[Box30 － 4] 発熱・炎症反応3

発熱・炎症反応

高サイトカイン血症の結果もたらされた高コルチゾール血症が
炎症反応にネガティブフィードバックをかけることになる

ところがコルチゾールの血中濃度の上昇がなければ
つまり副腎機能低下，ACTH不足などでは

過剰かつ不適応な炎症反応が持続することにより
（高サイトカイン血症）
それにより細胞や組織の障害がもたらされる．

Recommendations

・コルチゾールの作用で人間の体内は炎症というストレス反応から守られている.

・コルチゾールの不足は高サイトカイン血症であるサイトカインストームの原因となる.

・サイトカインストームはサイトカインの作用により細胞や組織の傷害が起こり重症化するので, 早期にコルチゾールの補給が必要である.

・サルコペニア合併した高齢者は慢性炎症が体内に起こっているので, ACTH単独欠損症のコルチゾール不足する高齢患者は重症化し易いので注意が必要である.

References

1）Legerlotz K , et al : Increased expression of IL-6 family members in tendon pathology . Rheumatology. 2012 ; 51 : 1161-1165 .

2）宮坂昌之：炎症の慢性化とその分子機構. 第40回日本免疫学会学術集会レビュートーク R4, 2011 11月.

3）葛谷雅文, 雨海照祥編：栄養・運動で予防するサルコペニア. 医歯薬出版, 2013 1: 6-15.

4）Convenini E, et al: Age-related inflammation: the contribution of different orgens, tissues, and systems. How to face it for therapeutic approaches. Curr Pharam Des 2010; 16: 609-618.

5）本永英治：よくわかる徒手筋力検査と臨床運動学 , カイ書林 , 2016 , p56.

Highlight

Case 30　A Case Report of a Patient with Isolated ACTH Deficiency —Understanding the Pathophysiology Being in the Background of the Inflammation and the General Pain

The diagnosis of isolated ACTH deficiency is indeed difficult. However, when generalists know more about the relationship between inflammation and stress at the cellular and molecular level, they can more easily understand the symptoms of isolated ACTH deficiency. Then they are able to make an early diagnosis and give treatment. Generalists should always keep in mind that, when a diagnosis of the isolated ACTH deficiency is delayed, organ damage called severe cytokine storm will occur and will lead patients to life crisis.

31

頚部筋力評価の方法は知識を要する（高価値医療）

□臨床指標 (Clinical Indicator) と■基準 (Criteria)

□ 頚部筋力評価はどのようにするか？
- ■ ベッドサイド徒手筋力検査ではどうするの？
- ■ ベッドサイド徒手筋力検査の落とし穴
- ■ 頚部屈曲運動には外部からみえない筋肉である頚長筋も作用している

□頚部屈筋筋力低下を訴えるのはどの程度か？
- ■ 多発筋炎の特徴

CHALLENGE CASE

39歳女性．3〜4ヶ月で10kgの体重減少あり．全身倦怠感，食思不振を訴え家族に連れられて来院．来院時は傾眠傾向（GCS：E3V3M5）．あえぎ呼吸（浅い呼吸），著しいるい痩が認められた．Ⅱ型呼吸不全と診断，人工呼吸管理となった．血液検査で主な異常は AST43IU/L，CPK575IU/L で，血液ガスでは呼吸性アシドーシスと代償性重炭酸イオンの上昇が認められた．脳神経系は異常なし．

徒手筋力検査による筋力評価では，頚部屈筋 MMT2+，横隔膜 MMT3+，と低下．それ以外の四肢筋力はすべて MMT4 − であった．末梢感覚：異常なし，深部腱反射消失が認められた．**[Box31 − 1]**

鑑別疾患に筋原性疾患，神経筋接合部，神経原性疾患，その他甲状腺疾患などの代謝性疾患も挙げられた．針筋電図検査を施行した．**[Box31 − 2]**

CHALLENGE CASE

[Box31 – 1] 症例31　頸部屈筋筋力低下　頸部挙上困難

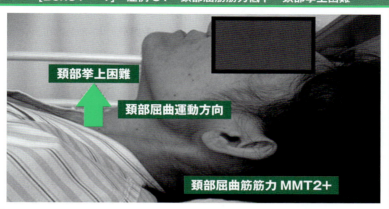

頸部挙上困難
頸部屈曲運動方向
頸部屈曲筋筋力 MMT2+

[Box31 – 2] 針筋電図

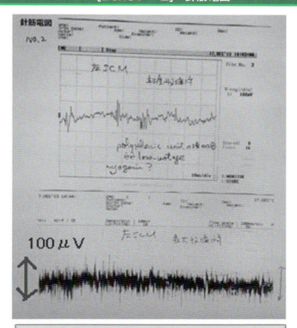

polyphasic unit、low-amplitude

被筋は左胸鎖乳突筋

CHALLENGE CASE

　針筋電図検査では随意筋収縮にて低振幅波形が特徴的で筋原性疾患が疑われた.

　身体所見および筋電図検査所見より多発筋炎を疑いステロイドパルス療法が施行された.

　最終診断確認のため某大学病院に紹介，最終診断は以下のようになった.

　　1．多発筋炎（筋生検，筋電図により）

　　2．原発性胆汁性肝硬変（肝胆道系酵素上昇，AMA-M2抗体陽性）

　　3．シェーグレン症候群（角膜炎など）

Tutorial

(総合診療医 G)：大変珍しい症例ですね！

(指導医 M)：頚部筋の徒手筋力検査を人工呼吸器管理中に施行し（ベッドサイドでできる検査），また針筋電図を ICU で施行し早期に多発筋炎疑いとなったのが幸いでした.

G：ベッドサイドにおける簡易徒手筋力検査を施行し頚部屈筋を MMT 2＋と判断したのが功を奏したんですね．ICU で人工呼吸器管理中でも意識があれば筋力評価は可能であることが大変重要なことなんですね.

M：入手できるわずかな情報もこのように診断への手がかりとなり貴重になります.

G：頚部筋力評価の実際はどうするんですか？

M：「よくわかる徒手筋力検査と臨床運動学」の書にも取り上げましたが，ここでも簡単に紹介します．

【患者のベッドサイドで簡易徒手筋力検査の実際】[1)]

　仰臥位肢位　頚部屈筋評価法
　・MMT3 はオトガイを頚部につけることなく頭を床から離す運動で，その運動に対して抵抗を加え MMT4，MMT5 と評価していく．
　・MMT2 は頚部を左右に動かすことで評価可能
　・頚部屈筋は斜角筋，胸鎖乳突筋，頚長筋の共同筋である．主動筋は胸鎖乳突筋である．
　・副神経，C3-C8 神経支配

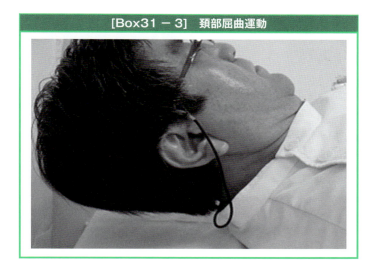

[Box31 − 3] 頚部屈曲運動

M：頚部屈筋はこうして仰臥位では床から頚部を持ち上げる運動ですが，持ち上がった時に重力に抗した筋力があるということで MMT3 以上になるんです．それから抵抗を加えてその抵抗に打ち勝つ場合に MMT4，MMT5 と評価していくんです．さらに頚部が持ち上がらない場合は MMT3 未満ということで筋力は 2 以下になります．

　その次に実は落とし穴があることを知りながら徒手筋力検査を続けていかねばなりません．

G：どのような落とし穴ですか？

M：頚部屈筋を評価するときに，頚部屈筋作用を持っている筋肉は3つあるんです．そのうち主動筋が胸鎖乳突筋です．残りの2つは斜角筋と頚長筋です．

　胸鎖乳突筋は支配神経が脳神経のひとつである副神経です．筋萎縮性側索硬化症患者が頚部筋力低下を訴える場合とか呼吸筋麻痺の場合によくこの筋肉に萎縮や筋力低下を引き起こすことで有名です．つまり神経支配がC1－2頚神経と脳神経副神経です．

G：頚長筋はどうなっていますか？

M：頚長筋の神経支配はC2 〜 C6頚神経です．

G：斜角筋はどうですか？

M：斜角筋の神経支配はC3 〜 C6です．今回不思議な身体所見がありました．

G：どのような？

M：患者さんは頭が持ち上げられなくて頚部屈筋の筋力をMMT2+と判定したのですが，座位保持で胸鎖乳突筋を評価した時には（左右の回旋），筋力としてはMMT4を感じました．もちろん水平運動になりますが…**[Box31－4]**.

G：それが不思議なことですか？

M：不思議です．例えば肘屈筋筋力で肘が垂直方向に曲げられない場合にはMMT2ですが，水平運動した際には抵抗運動に抗する力は通常はMMT4と思うほどに感じることができません．

　この患者はMMT4相当の頚部回旋力を感じることができたのです．

G：つまり胸鎖乳突筋筋力は比較的保たれているということですか？

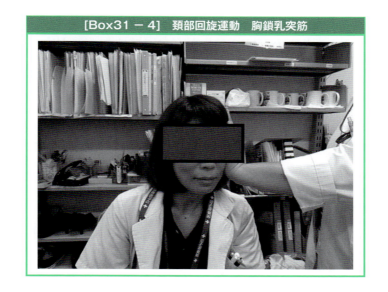

[Box31 − 4] 頚部回旋運動　胸鎖乳突筋

M：そうなんです．頚部屈筋の主動筋は実は頚部屈曲運動の最初に筋収縮を起こす筋肉は抗重力筋である頚長筋ではないかということです．

G：なるほど．

M：針筋電図で頚長筋を刺すことができればわかりますが，まだそういう知見に出会っていません．

G：つまり頚部屈筋の筋力検査をしているときには3つの共同筋で施行していることを意識しないといけないんですね．

M：特に多発筋炎の場合には頚部屈筋に異常をきたしやすいといわれています．その屈筋とは抗重力筋作用を持つ頚長筋ではないかと考えています．

G：その他，頚部屈筋に異常を来しやすい疾患はありますか？

M：日常的にあります．
　変形性頚椎症です．そして頚椎神経根症を合併した時には頚長筋の筋力低下が起こることが十分に考えられます．特に高齢者で肉体労働歴のある方たちです．

頚部屈筋である頚長筋に筋力低下が起こるとその付着部に炎症が起こりやすくなります．特に頚部伸展運動に重量負荷がかかる時です．上を見上げるような仕事です．それだけで頚長筋遠心性筋収縮負荷がかかっています．

G：この前，石灰沈着性頚長筋炎の症例がありました．

M：背景に頚椎の変化や神経根症や頚髄症による頚長筋筋力低下が想定できます．

G：証明したいですね．

M：若い研究者，特に筋力評価や臨床運動学に興味ある方の出現を待ちます．

G：私頑張ります！！

高価値な医療と低価値な医療
High-value Care & Low-value Care

高価値な医療：

　急性呼吸不全で人工呼吸器管理中に徒手筋力評価を施行することはほとんどない．しかしながらベッドサイドにおける簡易徒手筋力検査により頚部屈筋筋力の評価は可能である．今回頚部屈筋筋力低下の所見（首が持ち上げられない）より，針筋電図をベッドサイドで施行し多発筋炎の診断に至った．このようにわずかな医学情報も診断への手がかりとなるので五感を働かせて身体所見を重視していくことが質の高い医療へと繋がっている．

低価値な医療：

　人工呼吸管理を理由に身体所見をほとんどとらず，血液検査やレントゲン検査の結果を重視した診断と治療方針を進めていく医療のあり方．患者を理解する最初の一歩は問診と身体所見を言語化し病態を理解していく作業，この一歩を無視すると認知エラーの落とし穴に入ってしまうこともある．

Glossary

1）原発性胆汁性肝硬変（Primary biliary cirrhosis）

慢性非化膿性破壊性胆管炎による慢性の肝内胆汁うっ滞を来す疾患である．自己免疫的機序が深く関わっていると考えられている．多くは無症候性で，症候性PBCの場合は黄疸に先行する皮膚掻痒感，皮膚黄色腫が初発症状となる．

2）AMA－M2抗体

原発性胆汁性肝硬変（Primary biliary cirrhosis）の診断は抗ミトコンドリア抗体陽性である．抗ミトコンドリア抗体は AMA － M2 と呼ばれている．

3）シェーグレン症候群

リンパ球浸潤を伴う涙腺，唾液腺などの慢性炎症が見られ，涙・唾液などの分泌量が低下し，眼や口腔などの乾燥状態を生じる疾患群である．

Short Lecture：石灰沈着性頸長筋炎[2〜4]

石灰沈着性頸長筋炎は，急性に発症し，頸部痛，頸部可動制限，咽頭痛，嚥下時痛を来す疾患です．国内外で報告例は散在しますが，その概念が周知されているとは言い難いです．

1964 年 Hartly により報告されており，30 〜 60 歳に報告が多く，局所安静，NSAIDs の投与による治療で，予後は一般的に良好です．

鑑別診断として咽後膿瘍や化膿性脊椎炎との鑑別が問題となります．いずれも同様な症状を呈し，MRI においては T2 強調画像で椎前部の高信号領域を認めます．本疾患を認知していなければ，過度の治療が行われる可能性もあります．本疾患の画像所見の特徴として，C1，C2 頸椎椎体前方の石灰化病変が特徴で，椎前部の低吸収域ならびに石灰化陰影（環軸椎前方）が単純X線やCT で描出されます．

Recommendations

・ベッドサイド簡易徒手筋力検査はICUにて呼吸管理下でも施行できる便利な身体検査手技である.

・頸部屈筋筋力低下は多発性筋炎では特異度の高い症状であり,頚部屈筋筋力低下を認めることができれば診断への足掛かりとなる.

・頸部屈曲は胸鎖乳突筋,斜角筋,頸長筋3つの筋肉の共同作用により行われている.主動筋は胸鎖乳突筋とされているが,頚部屈曲の床から頭が離れる初期動作時の主動筋は頸長筋ではないかと推測できる.

・頸長筋筋力低下があると頸部屈曲筋力は3以下と判定されると仮定すれば,頸長筋は多発筋炎の際に針筋電図で証明できる可能性のある筋である.今後の研究が望まれる.

References

1）本永英治：よくわかる徒手筋力検査と臨床運動学,カイ書林,2016,p 17 − 28.

2）大塚雄一郎,他：石灰沈着性頸長筋腱炎の8例−その鑑別診断と治療について−.日本耳鼻咽喉科学会会報. 2013；16（11）:1200-1207.

3）山田南星,他：石灰沈着性頸長筋炎の2例. 口咽科. 2009；22(2)：205 − 210.

4）今井則博,他：超音波検査が診断に有効であった石灰沈着性頸長筋炎の1例. Jpn J Med Ultrasonics. 2010; 37（3）：329-332.

Highlight

Case 31　A Report of a Patient who Was Assessed with Muscle Weakness of the Cervical Flexor Muscles

Muscle weakness of cervical flexor muscles in polymyositis is a symptom with high specificity, and, when it is observed, generalists can conduct an early diagnosis and give early treatment. The neck flexion motion is performed by the synergic action by following three muscles, namely, the sternocleidomastoideus muscle, the scalenus muscle, and the longus colli muscle. The sternocleidomastoideus muscle is recognized to be the agonist muscle, but the author imagines that the longus colli muscle is the agonist muscle when the head rises from the floor in the early phase of neck flexion motion.

Bedside simplified manual muscle power test is a convenient physical examination skills, and can be performed even if under the control of artificial breathing device in the ICU.

The muscle power of the cervical flexor muscles can be mastered so easily that the bedside simplified manual muscle power test is the key for the physical examination skills of primary care.

32 寝たきり患者の膝関節炎の病態を探る（高価値医療）

□臨床指標 (Clinical Indicator) と■基準 (Criteria)

□ 寝たきり患者に大腿膝蓋関節炎がなぜ起こるか
- ■ ほとんど動かないのに膝関節炎が発生するのはなぜか？
- ■ 体重負荷も膝関節にかからないのになぜ膝に炎症が起こる？
- ■ 寝たきり患者に起こる大腿膝蓋関節炎の多くは偽痛風関節炎

CHALLENGE CASE

80歳男性．口腔底膿瘍にて入院治療．重症敗血症を伴い約2週間の抗生物質の点滴治療が続き，また急性炎症反応（高CRP血症）と嚥下障害の合併により低蛋白血症もみられた．2週間の安静臥床後，口腔底膿瘍は改善し全身状態は改善したが左膝関節腫脹と足関節腫脹がみられた．尿酸値は4.9mg/dlと上昇なく，偏光顕微鏡にて白血球に貪食されたピロリン酸カルシウム結晶を認め偽痛風関節炎と診断した．安静臥床していた（立位による体重負荷もない）のに，なぜこのように偽痛風関節炎が膝に起こるのだろうか？

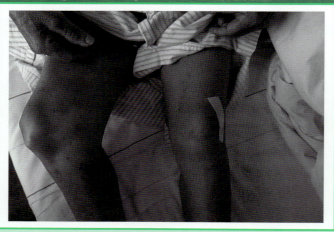

[Box32－1] 症例32　左膝関節腫脹

Tutorial

（総合診療医 G）：不思議なことが起こるのですね？

（指導医 M）：私が臨床運動学に興味を持ったのはこういうことからなんです．

G：きっかけがあるんですね．

M：今から 32 年前に私は沖縄本島北部の離島・伊是名島で勤務していました[1]．その時に診療所に来れない寝たきり患者の往診が毎週ありました．ほとんどが全介助のねたきり患者です．そのうち一人の寝たきり患者に高熱が出ているといい往診しました．

G：膝が腫れていたんですね．

M：右膝の大腿膝蓋関節腫脹が認められ触れると相当痛がっていました．早速膝関節を穿刺し関節液を抜きました．確か 80cc 程貯まっていました．吃驚したのは膿のように黄色に濁っていました．
　穿刺した関節液は細菌培養として親元病院である N 病院細菌検査室に送りました．結果を待ちながら抗生物質を点滴しました．また内服抗生物質も処方しました．また実際にグラム染色で顕鏡しましたが細菌は確認できませんでした．

G：偏光顕微鏡はなかったんですか？

M：顕微鏡すらなく何とか購入してもらったばかりでした．研修病院では偏光顕微鏡で偽痛風の原因であるピロリン酸カルシウム結晶をみていましたが，臨床的意義はほとんど持たず，偽痛風関節炎が寝たきり患者に起こるなどとは到底考えていませんでした．
　そのうち関節液培養も陰性という結果が出ました．無菌性関節炎でもこのように膿みたいな濃い黄色になるんだなと思いました．そうして同じようなケースが続出したのです．

西表島診療所勤務時代にも，八重山病院勤務時代にも私はねたきり患者の往診治療を続けていました．書物にもなりました．

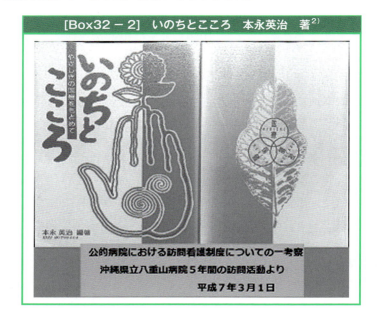

　この往診治療を続けていく中で多くの寝たきり患者の膝に関節液が貯まり発熱も出現するということがわかってきました．血液検査では殆ど白血球増加，高CRP血症が認められ炎症反応が強く細菌感染症を疑わせる所見でした．謎解きが始まりました．

　リハビリ専門医取得のため東海大学リハビリテーション科に入局しブルンストローム著の臨床運動学[3]という書物に出会えました．その中で寝たきり患者の大腿四頭筋筋力の低下などにより筋付着部炎が引き起こされることを知りました．長年の謎を解けそうだと直感しました．

　宮古島に戻りブルンストローム著の臨床運動学[3]を繰り返し読みました．まだ仮説なんですが寝たきり患者の膝関節に炎症が起こる仕組みを考えました．

G：教えてください．

M：後ほどレクチャーで詳しく説明しましょう．

G：この症例を通して膝関節屈曲拘縮が偽痛風関節炎を引き起こし，患者にとっていかに苦痛であるかがわかります．

M：膝関節屈曲拘縮は絶対につくらないように関節可動域訓練，ストレッチ体操は日々の運動訓練に入れなければなりません．付き添いである家族にその方法を教えていくのが少ない医療資源を考えると効果的・効率的です．病院のリハビリ指示だと1日1回ですが，家族が行うと何回でもできますので，その方が効果的であることがわかります．

G：主治医はリハビリオーダーを出し，それですべて自分の任務は終了している気になっていますからね．

M：まさにそういう現実があります．

G：初期研修医の頃からホームエクササイズは自分自身が医師として患者やその家族に指導していくといった気概が欲しいですね．

M：専門医や指導医にもいえることですね！

高価値な医療と低価値な医療
High-value Care & Low-value Care

高価値な医療：

　何年も寝たきり患者の膝に関節水腫が貯まる機序を考え，それが大腿四頭筋筋力低下と膝関節拘縮で起こるという仮説も立て，日々の拘縮予防のための関節可動域訓練がいかに重要であるかを啓発することは，まさに High-value Care といえる．

低価値な医療：

　入院中に安静臥床が続き，リハビリによる拘縮予防のための関節可動域訓練もなく膝関節を筆頭に多発関節に拘縮が起こるような症例も遭遇する．見た目も悪いし，筋肉の機能，膝関節炎が起きやすくなっていることを考えると，Low-value Care だとつくづく思う．

Glossary

1）ブルンストローム著の臨床運動学[3, 4, 5]

　「ブルンストローム著の臨床運動学」『Brunnstrom's Clinical Kinesiology』は著書・Signe Brunnstrom によって作成された運動学のテキストである．ブルンストロームは 1898 年 1 月 1 日にスェーデンのストックホルムで生まれた．

　1938 年にニューヨーク大学で運動療法の教官，1955-1971 年にはコロンビア大学で理学療法と作業療法の学生に運動学を教え，その時に学生のための実習マニュアルを作成した．その後実習マニュアルは『Clinical Kinesiology』というテキストに発展し 1962 年に発刊された．このテキストはアメリカでは初めての運動学テキストであった．

Short Lecture： 寝たきり患者の大腿膝蓋骨関節に関節炎が起こる理由と関節炎の正体は偽痛風である：この筆者の推論[6, 7]

　変形性膝関節症の患者の身体的特徴のひとつに大腿四頭筋筋萎縮があります．そのような大腿四頭筋萎縮並びに筋力低下の状況下で膝関節炎（滑膜炎）が引き起こされます．変形性膝関節症があると病的関節滑膜は炎症を誘発しやすいと考えます．仮に大腿四頭筋筋力が MMT3- 以下まで低下すると重力に抗する自動運動だけでもかなりの膝関節に負荷を生じる可能性が高いです．それは膝関節屈曲拘縮などの肢位で起こりやすい．なぜならその肢位は膝蓋骨が

大腿四頭筋の腱と腱の間に挟まれた格好となっているため，屈曲肢位では近位側と遠位側に張力が発生し，その結果膝蓋骨は圧迫負荷を受けることになるからです．**[Box32－3]**

　仮に大腿四頭筋の筋力がMMT2－まで低下した場合には寝返り動作の負荷や自動運動を自ら行おうとして筋緊張するだけでも，大腿膝蓋関節付着部に筋断裂や腱断裂が起こり炎症が滑膜まで波及し大腿膝蓋関節炎を引き起こす可能性も高いのです．さらに膝関節屈曲拘縮では大腿膝蓋骨関節に圧負荷がかかり滑膜炎を引き起こしやすくなります．また既往に変形性膝関節症があると滑膜の慢性炎症により慢性滑膜炎の急性増悪が起こります．これが偽痛風の正体ではないかと筆者は考えています．ほとんど下肢を動かさない膝屈曲拘縮のある寝たきり患者が大腿膝蓋関節炎（偽痛風）を起こした症例を過去何度も経験しています．

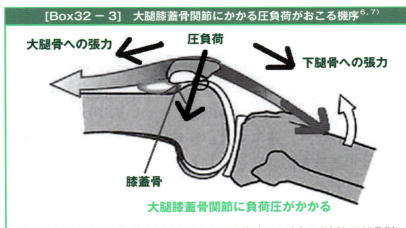

[Box32－3] 大腿膝蓋骨関節にかかる圧負荷がおこる機序[6,7]

膝関節が屈曲すると膝蓋骨を挟んで大腿四頭筋腱により大腿骨側と下腿骨側に2つの張力が発生し，その結果膝蓋骨を圧迫する力が発生する．大腿膝蓋骨関節に圧負荷が発生し滑膜炎症の可能性が高まる．膝伸展位では大腿四頭筋は短縮しており，その緩みにより張力発生は弱い，当然膝蓋骨にかかる圧負荷は減る．膝関節屈曲角度が増加するにつれて圧負荷は上昇する．

このことは臨床的に膝関節拘縮を生じると慢性的に大腿膝蓋骨関節には圧負荷がかかり易くなっていることを示している．

膝関節が屈曲拘縮しないように可動域訓練を施行することが如何に大切か物語っている．

Recommendations

・寝たきり患者の膝関節に度々偽痛風関節炎がみられるのは，大腿四頭筋の筋萎縮・筋力低下と膝関節の屈曲肢位に原因があると考えられた．

・大腿四頭筋筋腱は膝蓋骨を越えた脛骨粗面に停止（付着）している．このことが屈曲肢位で膝蓋骨に圧負荷を生じている．

・既往に変形性膝関節症があると大腿膝蓋関節は病的滑膜慢性炎症である急性増悪の偽痛風関節炎を引き起こし，炎症と痛みのためさらに関節拘縮は進む．

・安静臥床や寝たきり患者に対して行う膝屈曲拘縮予防の可動域訓練は大腿膝蓋関節の負荷を減じ偽痛風関節発生の予防にもなる．

・ホームエクササイズでも四肢関節の拘縮予防のための関節可動域訓練（ストレッチ体操）は継続して行うべき重要な運動と位置づけられる．

References

1）本永英治：私の考える僻地・離島の医療．月刊地域医学．1987；1: 24-32.

2）本永英治，編著．いのちとこころ －公的病院における訪問看護制度についての一考察－，南山舎，1995.

3）Smith LK, et al: Brunnstrom's Clinical Kinesiology 5th ed. F.A.Davis Company, Philadelphia, 1996.

4）Houglum PA, et al: Brunnstrom's Clinical Kinesiology 6th ed. .A.Davis Company, Philadelphia, 2012.

5）Houglum PA, Bertori DB, 原著．統括監訳者 武田功，他：ブルンストローム臨床運動学，原著第6版，医歯薬出版，2014.

6）Houglum PA, Bertori DB, 原著．統括監訳者 武田功，他：ブルンストローム臨床運動学 原著第6版．医歯薬出版，2014, p469.

7）本永英治：よくわかる徒手筋力検査と臨床運動学，カイ書林，2016, p94.

Highlight

Case 32　A Case Report of a Patient Having Knee Joint Arthritis

The knee joints of patients who are bedridden often experience pseudogout arthritis which is considered to be caused by muscle atrophy and weakness of the quadriceps muscle and the flexor positioning of the knee joint. When a patient has a past history of osteoarthritis of knee, pseudogout arthritis of the femoropatellar joint occurs which is acute exacerbation of pathological synovial chronic inflammation and the risk for the joint contracture increases. Generalists should continue to perform training for range of joint motion to prevent the contracture as important and significant training.

The training of range of joint motion, the stretching exercise, can be carried out by anyone and done anywhere. Therefore, generalists need to enlighten not only the hospital medical staff but also the families of patients and the general population by teaching its technique and valuable significance.

33

関節リウマチ患者の激しい肩関節炎に対するアプローチ（高価値医療）

□臨床指標 (Clinical Indicator) と■基準 (Criteria)

□ 活動性関節炎を併発している場合の運動療法の基本的アプローチは？

■ 拘縮予防である関節可動域訓練と筋力増強訓練を施行していくには運動学的知識が役に立つ

CHALLENGE CASE

　関節リウマチ（RA）の患者が肩関節炎を訴え来院，安静にして経過をみていたが，激痛（severe pain）が持続し，3週後には肩関節拘縮が診られた．関節拘縮予防のために他動関節可動域訓練を軽いストレッチを加え開始した．

Tutorial

(総合診療医 G)：このような状況はよくありますね．拘縮予防の運動を施行しようとすると患者は大変痛がります．とてもできません．痛がるので安静にします．ところが肩関節拘縮はさらに進行していきます．パラドックスに陥ります．何か良い方法がありますか？

(指導医 M)：この場合肩関節の近位に支持を置き可動域訓練から行います．肘部や手関節の遠位に支持を置くと，肩関節の炎症は悪化する可能性が大きいです．理由は後で説明します．肩関節外転位90°（肘屈曲位）で近位部（脇下）を両手で支えるとどうなるかを**[Box33－1]**で示します．

[Box33 − 1] 肩関節外転位90°(肘屈曲位)で腋下部を支えた時は[1]

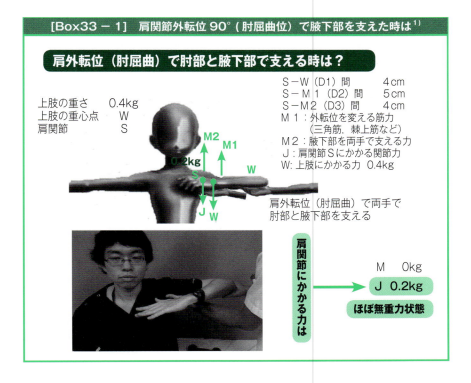

　腋下部で支えると肩関節にかかる力は限りなくゼロに近づきほぼ無重力状態となります．この方法が活動性肩関節炎を起こした時の関節可動域の訓練方法です．肩関節拘縮予防の可動域訓練はこのように行えば良いのです．実際に激しい肩の痛みを訴えてきた五十肩患者の腕の腋下を支えながら挙上していくと，ほとんどの患者は痛みを訴えないことを私は経験しています．このことは全ての活動性関節炎を起こしている場合にも応用できます．例えば活動性膝関節炎の場合には，膝関節の直接下に手を置き支えながら挙上し可動域訓練をすると，この肢位も無重力状態となり，活動性膝関節に対して負荷はゼロに近くなります．股関節の場合には，両手で膝部と股部に支えながら可動域訓練を施行すれば良いのです．愛護的な関節可動域訓練により関節拘縮は避けられるのです．

高価値な医療と低価値な医療
High-value Care & Low-value Care

高価値な医療：

　活動性肩関節炎の時の可動域訓練の方法を提示してくれたのは，患者にとっても医療者側にとっても安心で安全な医療の提供に等しくまさに High-value Care に繋がると云える．肩の痛みを伴う，五十肩（回旋腱板断裂，肩峰下滑液包炎，石灰沈着性腱板炎など）の痛みで苦しんでいる患者や活動性股関節炎，活動性膝関節炎など，すべての活動性関節炎に対しても応用が効くので賢者の知恵ともいえる．

低価値な医療：

　激しい関節の痛みを伴っているのに，拘縮予防と称し強制的に暴力的に関節可動域訓練をした結果，さらに痛みが強くなり拘縮が進み，凍結肩と呼ばれる状態に陥る医療は感心できない．活動性関節炎を呈している関節には，常に愛護的に対応していくことが求められている．

Glossary

1）関節リウマチ

　関節リウマチ（Rheumatoid Arthritis：RA）は自己免疫疾患の一つで，全国で患者数が 70 万〜80 万人と推定され，男女比は 1 対 4 と女性に多いのが特徴である．免疫の異常により関節を構成している滑膜という組織に持続的な炎症が生じる疾患で，典型的には手の指や足の指などの小関節に対称性に関節炎が生じ，膝，肩，肘，股関節などの大関節が侵されることも多く多発関節炎を呈する．

Short Lecture：活動性肩関節炎を起こしている場合の肩関節にかかる力と拘縮予防訓練は？[2]

　肩関節外転位90°（水平位）をモデルとして考えてみました．1〜6までの状態を想定して肩関節にかかる力を計算して出してみます．

1：肩関節外転位90°（肘伸展位）で肩関節にかかる力は？
2：肩関節外転位90°（肘屈曲位）ではどうか？
3：肩関節外転位90°（肘伸展位）で手に10kgの荷を持った時にどうなるか？
4：肩関節外転位90°（肘伸展位）で遠位部（手）を支えるとどうなるか？
5：肩関節外転位90°（肘屈曲位）で肘部を両手で支えるとどうなるか？
6：肩関節外転位90°（肘屈曲位）で近位部（脇下）を両手で支えるとどうなるか？

1．肩関節外転位90°(肘伸展位) で肩関節にかかる力は

　[Box33 - 2,3] に肩関節外転位90°(肘伸展位) の肩関節にかかる力(1)(2)を示します．

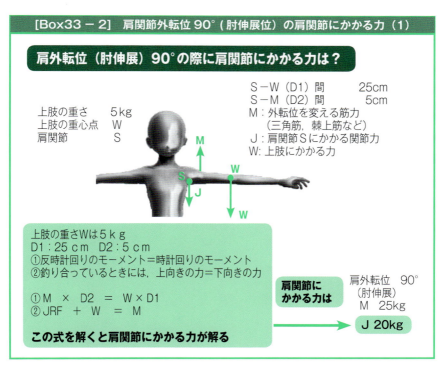

肩関節外転位90°(肘伸展位)の肩関節にかかる力は20kgであることがわかります．この肢位では活動性肩関節炎の際には，かなりの負荷がかかり滑膜炎は悪化することが考えられます．このモデルはあくまでも簡素化したモデルで，関節にかかる力を計算するために単純化しました．運動が静止し釣り合っているときには，反時計回りのモーメントと時計回りのモーメントは等しい，上向きの力と下向きの力は等しいというニュートンの運動法則を利用し2次方程式をたてて関節にかかる力を計算しました．**[Box33－3]** に肩関節外転位90°(肘伸展位)の肩関節にかかる力を再度示します．

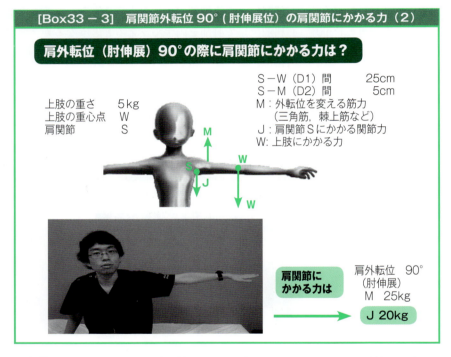

※計算図は2～5は省き肩関節にかかる力の図だけにします．詳細は「よくわかる徒手筋力検査と臨床運動学」を参照．

2. 肩関節外転位 90°（肘屈曲位）ではどうか？

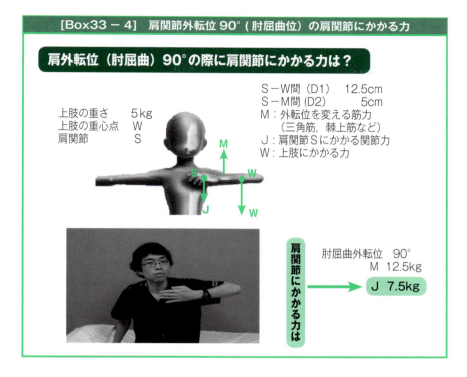

[Box33－4] 肩関節外転位 90°（肘屈曲位）の肩関節にかかる力

　肩関節外転位 90°（肘屈曲位）の肩関節にかかる力は 7.5kg であることがわかります．肘屈曲することでモーメントアームが短くなっているからです．しかし，肩関節にはまだ 7.5kg の負荷がかかっています．滑膜炎はこの負荷でも悪化すると考えられます．負荷をかけないことが活動性関節炎の原則です．

3. 肩関節外転位90°(肘伸展位)で手に10kgの荷を持った時にどうなるか?

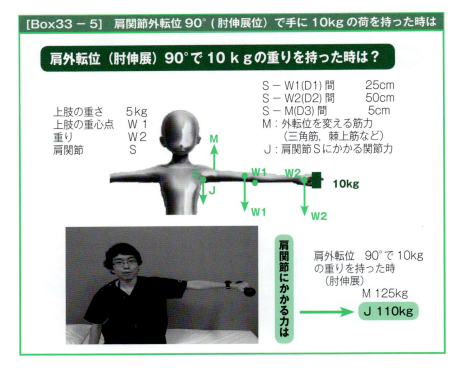

　片手に10kgの重りを持つだけで肩関節には110kgもの負荷がかかり，外転筋にも125kgの筋力がかかっていることには吃驚します．

4. 肩関節外転位90°(肘伸展位)で遠位部(手)を支えるとどうなるか

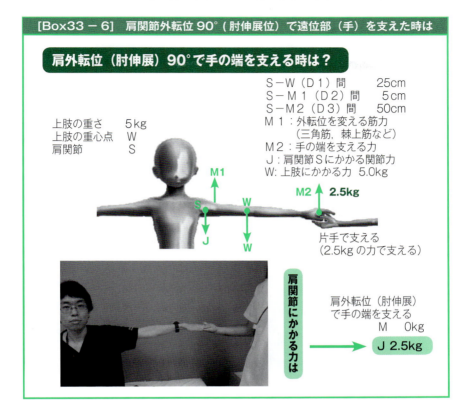

手を支えただけで肩外転筋の負荷はゼロとなり,肩関節にかかる力も2.5kgまで低下しますが,まだ2.5kgの負荷はかかっているので活動性関節炎は痛みが残存しています.

5. 肩関節外転位 90°（肘屈曲位）で肘部を両手で支えるとどうなるか

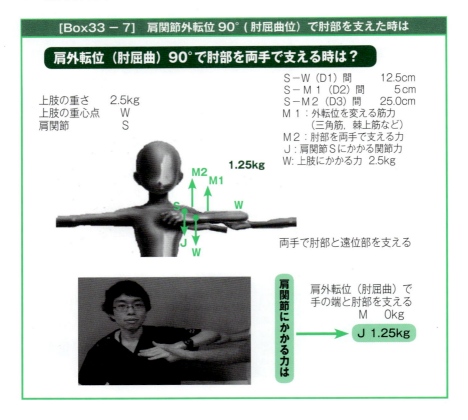

肘部を支えると肩外転筋の負荷はゼロ，肩関節にかかる力も 1.25kg まで低下します．まだ肩関節には 1.25kg の負荷はかかっているので活動性関節炎は痛みが残存しています．

6．肩関節外転位90°（肘屈曲位）で近位部（脇下）を両手で支えるとどうなるか

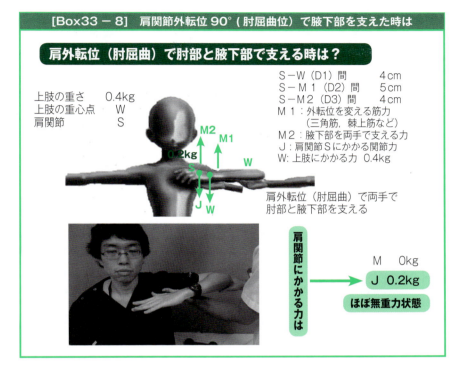

[Box33 − 8]　肩関節外転位90°（肘屈曲位）で腋下部を支えた時は

　腋下部で支えると関節にかかる力は限りなくゼロに近づきほぼ無重力状態となります．この腋下部に手を置き，関節可動域訓練をすると痛みはほとんどなく安心して愛護的に可動域訓練が施行できます．

Recommendations

・関節リウマチ患者で活動性肩関節炎を併発しているとき，腋下と肘を両手で支えながら肩関節運動を他動的に・愛護的に実施することで，患者に痛みの苦痛を起こさずに可動域訓練ができ拘縮予防が可能となる．

・この考え方は他の活動性関節炎を併発している関節にも応用できるので，ホームエクササイズとして医療従事者だけでなく，患者やその家族，また一般の地域住民にも啓発していけば，地域ヘルスケアとして High-value Care に繋がっていく．

References

1，2）本永英治：よくわかる徒手筋力検査と臨床運動学，カイ書林，2016，p 132-142.

Highlight

Case 33　A Case Report of a Patient with Rheumatoid Arthritis who Occurred the Severe Shoulder Arthritis

When a patient has rheumatoid arthritis which is complicated with the active shoulder arthritis, generalists should support patient's axillar and elbow by their hands, and carry out passively and gently their shoulder motion. Generalists are then able to perform for their patients, without pain, range of motion exercises and to prevent contracture. Range of motion exercises can be carried out without pain when generalists make the gravity-free state on the shoulder which has active shoulder arthritis. This way of thinking might be applied to the other joints that are complicated with the active shoulder arthritis. Generalists can provide high-value care to medical staff, patients, families and the general population by teaching it as a home exercise.

34 股関節周囲筋筋力低下患者に杖の使用法を指導―中殿筋筋力低下とトレンデレンベルグ歩行（高価値医療）

□臨床指標（Clinical Indicator）と■基準（Criteria）

- □ トレンデレンベルグ歩行とは
  - ■ 中殿筋筋力低下は立位バランスが不安定
  - ■ 高齢者の転倒原因になっている
- □ 杖はどのように使うか―使用法の基本的考え方
  - ■ 患側関節の反対側に杖を持つ
  - ■ 股関節だけでなく膝や足関節障害，下肢麻痺による筋力低下の患者にも応用できる

CHALLENGE CASE

58歳女性．膠原病による関節疾患により両股関節臼蓋不全から股関節周囲筋筋力低下を生じている．特に中殿筋筋力はMMT2レベルで側臥位にて股関節外転が困難である．

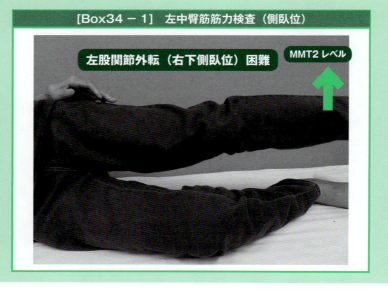

[Box34-1] 左中殿筋筋力検査（側臥位）

CHALLENGE CASE

　このため立位バランスが悪く転倒リスクを回避するため杖の利用を勧めてきた．両股関節が罹患しているため，両T字杖，両ロフストランド杖を試みた．当初は片手杖だけで安定性が得られたが，その後転倒があり，手関節骨折により左手の握り（握力）が低下したため杖歩行を断念し押し車利用で歩行移動可能となった．

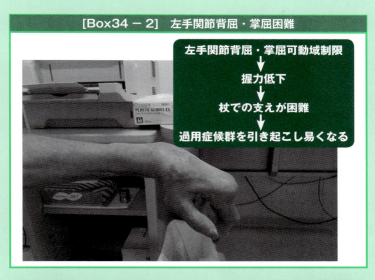

[Box34 − 2] 左手関節背屈・掌屈困難

左手関節背屈・掌屈可動域制限
↓
握力低下
↓
杖での支えが困難
↓
過用症候群を引き起こし易くなる

[Box34 − 3] 手押し車利用

Tutorial

（総合診療医 G）：中臀筋筋力低下の際には，転倒リスクがあるんですね．

（指導医 M）：サルコペニアといわれる高齢者は，そのため転倒リスクが高いと思われます．

G：この患者の場合は筋力低下した中臀筋に対してどうアプローチされましたか？

M：まず有効な筋力を発揮するために股関節可動域訓練を強調しました．本人にその意味を理解させました．

G：つまり自動不全と他動不全による筋力低下のことですね．

M：筋力と可動域は相補的な関係にあるんですね．正常な筋活動は，正常な関節運動に依存しているんです．このことは強調してもし過ぎることはないほど重要なことなのです．関節拘縮が起これば筋力低下に繋がっていくんです．この方のように弱い筋力で日常動作を維持されている方は，関節拘縮を改善あるいは維持していかねばならないのです．

G：筋力トレーニングはどうされましたか？

M：中臀筋力が MMT2 レベルなので仰臥位での股外転開閉運動と水平抵抗運動を指示しました．側臥位や立位では重力に抗する筋力がないので過用症候群を合併するので，立位の場合は押し車を利用しての歩行訓練（有酸素運動）で代用しました．**[Box34 − 3]**

G：中臀筋筋力低下が認められかつMMT2レベルではこういう形になるんですね．

M：プールなどを利用した水中では股外転運動はMMT2レベルでも可能になりますね．

G：高齢者や若い人でも楽しみながら運動できますね．

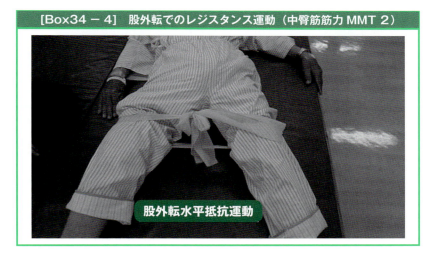

[Box34－4] 股外転でのレジスタンス運動（中臀筋筋力MMT 2）

股外転水平抵抗運動

高価値な医療と低価値な医療
High-value Care ＆ Low-value Care

高価値な医療：
　片足立位時の体幹安定を図る役割を持つ中臀筋筋力低下の患者に対する運動療法の方法を指示し，併せて杖の使い方など生活指導も兼ねて指導できることは，高齢社会を迎える地域社会の健康増進にも大変役立つことと思われる．まさにHigh-value Careである．

低価値な医療：

　中臀筋筋力低下に気づかずに，杖利用などのアドバイスもなく悩んでいる患者は多い．その患者が転倒し大腿骨頚部骨折を引き起こすことは予想できる．リハビリは下肢の機能回復を目的とするレジスタンス運動ばかりでなく，杖を適切に利用することで機能の代償を図るという面もある．筋力の回復が望めない高齢者に対して，筋力増強訓練ばかりに徹していく医療は Low-value Care といえる．

Glossary

1）ロフストランド杖

　ロフストランド杖とは，1本の足と体重を支えるグリップ，前腕を支えるカフが付いた杖．カフとは，腕を固定する役割がある．このロフストランド杖は「ロフストランドクラッチ」「前腕部支持型杖」とも呼ばれている．ロフストランド杖はカフとグリップの2ヶ所で体重を支えるため，グリップで支えるT字杖より安定する．体重も分散しやすいので，握力の弱い人や手首に力が入りにくい人にも適した杖と言える．

2）トレンデレンベルグ歩行

　トレンデンブルグ徴候（Trendelenburg's sign）とは、中臀筋が麻痺しているとき、歩行の片足支持期に骨盤が傾く現象をいう．中臀筋は立位姿勢を保持するのに重要な筋（筋肉）のひとつである．歩行の片足支持期には支持側の中臀筋が収縮し、骨盤を水平に保つ．中臀筋が麻痺すると骨盤を保つことができなくなり遊脚側（足が上がっている側）に傾く．このことをトレンデンブルグ歩行という．

Short Lecture：杖の使用法[1]

1. **基本的に悪い側（罹患関節と筋力低下側）と反対側に杖を持つ．**
   - 例えば右変形性股関節症の場合は左手に持つ．
   - 右膝関節炎，右足関節炎，右不全麻痺，右股関節周囲筋筋力低下などの場合には左手に杖を持ち，右股関節のかかる負担を減らす．
   - 左側が悪い場合には逆に右手に杖を持つ．
2. **荷物（カバン）を持つ場合には罹患側で持つ．**
   - 例えば右変形性股関節症の場合には右手で持つ．

この考え方は人間の身体にてこ作用があることを利用してモーメント＆トルクの考え方を応用して数学的処理で計算され理論化されている．筆者著「よくわかる徒手筋力検査と臨床運動学」の中で詳細に記載してある[1]．

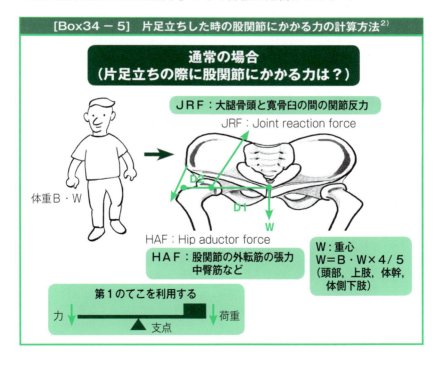

[Box34-6] 片足立ちの際に股関節にかかる力

通常の場合
（片足立ちの際に股関節にかかる力は？）

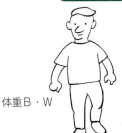

体重B・W

体重50kgの際にWは40kg
D1：20cm　D2：10cm

反時計回りのモーメント＝時計回りのモーメント

釣り合っているときには，上向きの力＝下向きの力

① HAF × D2 ＝ W×D1
② HAF ＋ W ＝ JRF

この式を解くと　体重50kgの人が右片足立ちをすると
右股関節には120kgの関節反力（JRF）がかかることになる．
HAFは80kg
体重40kgの場合は関節反力（JRF）96kg
体重75kgの場合は関節反力（JRF）180kg
体重100kgの場合は関節反力（JRF）240kg

の関節反力（JRF）が股関節にかかる．

[Box34-7] 右片足立ちし左手に杖を持つ場合の股関節にかかる力

右片足立ち＋左手に杖の場合
股関節にかかる力は

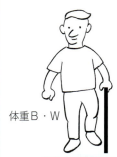

体重B・W

体重50kgの際にWは40kg
D1：20cm　D2：10cm　D3：50cm

反時計回りのモーメント＝時計回りのモーメント

釣り合っているときには，上向きの力＝下向きの力

① （HAF × D2）＋（10kg×50）＝ W×D1
② HAF ＋ W ＝ JRF ＋ 10kg

この式を解くと　体重50kgの人が右片足立ちをすると
右股関節には70kgの関節反力（JRF）がかかることになる．
HAFは30kg
杖の力15kgにすると　JRF　30kg
杖の力20kgにすると　JRF　20kg

の関節反力（JRF）が股関節にかかる．

片足で立つとき，股関節には体重 50kg の人は 120kg の力がかかることになります．この数字には吃驚します．

杖を反対側に持つだけで体重 50kg の股関節には 20kg の負荷がかかることになっています．杖がない場合が 120kg，杖を持った場合が 20 〜 30kg，となると杖を持つだけで，股関節にかかる力を 4 分の 1 〜 6 分の 1 まで減ずることができるのです．

Recommendations

・中臀筋筋力低下の患者には立位バランス障害からトレンデレンベルグ徴候と呼ばれる不安定歩行がみられる．

・高齢者を含む中臀筋筋力低下患者には個々の筋力に応じた筋力訓練が必要になる．

・中臀筋筋力の回復見込みのない患者には代償として杖使用が有効になる．

・股関節にかかる力はモーメント＆トルクの考えから計算でき，有効な理論に沿った杖利用が指示できる．

・膝関節炎，足関節炎，下肢不全麻痺，股関節周囲筋筋力低下などの患者にも杖利用は同様に応用できる．

・適切な運動療法の指示と理論による杖利用のアドバイスは高品質な医療のサービスである．

References

1，2）本永英治：よくわかる徒手筋力検査と臨床運動学，カイ書林 2016，p 146-154.

Highlight

Case 34　A Case Report of a Patient with the Muscle Weakness of the Periphery of Hip Joint—the Cane Use for the Patients with Muscle Weakness of Gluteus Medius Muscles

Patients with muscle weakness of gluteus medius muscles show standing balance disturbance and an unstable gait which is called Trendelenburg's sign. These patients, including elderly ones, need muscle exercise according to their muscle power. Cane use is effective to compensate for the muscle weakness of patients who are not expected to fully recover. Generalists can provide high quality medical service to their patients when they teach proper exercise and theory in using a cane. The loading force of hip joint could be calculated by the theory of moment and torque. Generalists might promote the proper use of cane with the effective theory as the wisdom of living, and also provide the high-value care in the aging society.

35

リハビリ継続の意義と運動学の視点（高価値医療）

□臨床指標 (Clinical Indicator) と■基準 (Criteria)

□ 身体機能障害を持った患者のリハビリテーション継続の意義は？

■ ホームエクササイズの限界など

■ 可動域訓練の意義

■ 筋力増強訓練の意義

■ ADL 訓練と評価

CHALLENGE CASE

48歳女性．頸髄症により四肢不全麻痺と体幹筋不全麻痺が認められる．徒手筋力評価では両上肢挙上筋と肘関節屈筋は MMT1 ～ 2（手の握りは可能），下肢筋は，右側は概ね MMT4，左側は MMT．移動能力は何とか屋内歩行が可能で移動のほとんどは車いすを利用している．また買物には電動車いすを使用している．

体幹筋不全麻痺である呼吸筋不全麻痺のため痰排出困難である．軽症の気道感染も腹筋（MMT3 - ～ MMT2+）筋力低下による排痰咯出困難により重症化し細菌性肺炎となり易く入退院を繰り返している．気管切開孔あり．

入院する際には低酸素高二酸化炭素のⅡ型呼吸不全となり非侵襲的陽圧換気（Noninvasive Positive Pressure Ventilation : NPPV）を使用した人工呼吸管理を行っている．この入院期間中に約1 ～ 2週間低運動状態が起こり，瞬く間に ADL は全介助となり，これまでできていた起居動作，座位からの立位動作，歩行などが困難となっている．

現在週1回の運動機能訓練を外来で施行している．

Tutorial

(総合診療医 G)：筋力が MMT 2〜3 レベルなんですね．

(指導医 M)：この筋力では地球上では生きていくのが困難であり，身体機能維持するだけでも結構大変なんです．そしてその身体機能を維持していくという意味でもリハビリ機能訓練に意義を見出せます．高齢者や脳卒中片麻痺患者，それに脊髄症患者など多くの身体障害者が機能維持目的のための訓練は不可欠と思われます．

G：以前に学会で四肢痙直型脳性麻痺児のことで，長年経過フォローしてきたまとめを報告していました．その中に重度の重複身体障害児のことが報告され当初母親たちは疾患を直そうと懸命にリハビリを行うんですが，だんだんと治癒してこない現実をみて我が子に機能障害が残ることを受け入れるという話です．しかし，「受け入れる」ということと「リハビリをしない」というのは意味が異なるんですね．

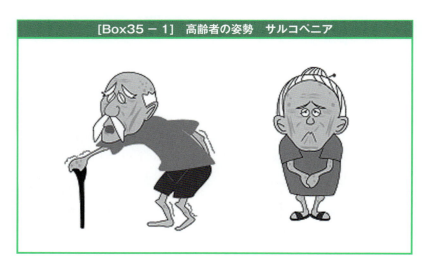

[Box35－1]　高齢者の姿勢　サルコペニア

M：障害を受け入れる⇒リハビリしても回復しない⇒それでリハビリは積極的でなくなる⇒リハビリしなくなる，そういった流れがあるような気がします．

G：これは脳性麻痺だけでなく脳卒中患者などにも言えることですね．

M：例えば，脳卒中右片麻痺後遺症が残った⇒これ以上リハビリを続けても良くならない⇒障害を受け入れる⇒リハビリ訓練に積極的でなくなる⇒リハビリしなくなる，こういった流れです．そこには機能維持のためのリハビリがとても重要であるかが視野に入っていませんね．

G：まさに貧困な考えです！

M：高齢者も機能が低下していますから同様の流れに入りやすくなりますね．高齢なのでこれ以上機能回復はありません．⇒ 老化なんです ⇒ ディサービスに通いゲームしたりカラオケしたりして地域社会との関係を良くしましょう ⇒ それが一番の呆け予防にもなります ⇒ だんだんと ADL 低下し寝たきり状態に近づいていく，そういう構造ができますね．

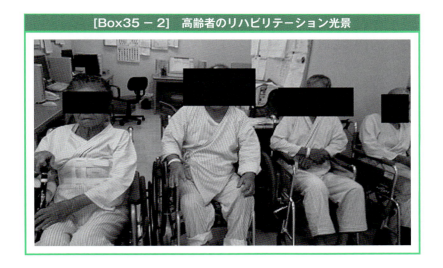

[Box35 － 2] 高齢者のリハビリテーション光景

G：日本の医療制度はそれを医療報酬レセプト[1]が反映しています．急性期リハ，回復期リハ，慢性期リハ（廃用リハ），それぞれ点数が下がっていきます．急性期は直る見込みがあるので一生懸命やりなさい ⇒ 回復期・慢性期は直る見込みがより少なくなるのでリハビリ点数を減じましょう ⇒ 高齢者の外来リハはなるべく介護保険を適応させてやりなさい・・・．現在は主治医が必要と認めればある特定の疾患に限り廃用リハは認められていますが，以前は脳卒中の慢性期リハは6ヵ月過ぎると特殊な障害（失語症や失認，高次脳機能障害などの患者）を除いて適応から外されていました．

M：この症例のように回復期でも真剣に機能維持訓練をしなければいのちの維持ができないのです．

G：廃用症候群のリハビリや維持期リハビリが診療報酬上認められています．

M：廃用評価というのが月末にチェックすることになっていて，廃用症候群のリハビリの効果を聞いてきます．その多くは機能維持訓練していますので，ADLの改善は点数的には示せません．関節可動域訓練で可動域や筋力が維持できていれば，それで十分効果があるはずなのに，レセプト評価上リハビリ訓練は効果なしと判定されがちになります．Barthel-IndexやFIMで点数化評価がなされるのです．このような考え方では本人のやる気を低下させてしまいます．

G：何とか機能を維持するための運動療法が，いかに重要であるか訴えていきたいものです．

高価値な医療と低価値な医療
High-value Care & Low-value Care

高価値な医療：
　機能維持のためのリハビリ訓練，例えば関節可動域訓練やADL動作訓練に価値を認め継続した運動療法ができるようなサービスができている医療体制．

サービス提供する側が，訓練の意味や価値を理解していることが高品質な医療の条件となる．

低価値な医療：

　機能維持のためのリハビリ訓練に価値を持たず，個々人の機能回復や維持のための目標設定もなく形だけのリハビリ機能訓練を漫然としている医療体制，またそういうサービス提供さえない医療体制は Low-value Care といえる．

Glossary

1）非侵襲的陽圧換気（ Noninvasive Positive Pressure Ventilation：NPPV）

　NPPV（非侵襲的陽圧換気療法）とは，気管内挿管や気管切開をしない，非侵襲的な人工呼吸の方法．鼻マスクや鼻プラグ，マウスピース，フェイスマスクなどのインターフェイスを通して上気道に陽圧を加え，肺の換気を補助する人工呼吸で，従来の気管内挿管や気管切開などの侵襲的な方法と異なり，患者への負担が少ないことが最大の特徴の一つ．

2）Barthel-Index

　日常生活動作（ＡＤＬ）を評価する方法のひとつで，食事，移乗，整容，トイレ動作，入浴，移動，階段昇降，更衣，排便自制，排尿自制の 10 項目を，それぞれ自立，部分介助など数段階の自立度で評価する．レベル分けの基準が項目ごとに具体的に設定されているため，理解しやすく簡単に使用でき，広く活用されている．

3）FIM

　正式名称は Functional Independence Measure で，日本語で機能的自立度評価法といい，BI（Barthel Index）と並ぶ，最も臨床で使用されている ADL の評価法．FIM は主に介護量測定を目的として，全 18 項目を介護量に応じて完全自立～全介助までの 7 段階で評価する．コミュニケーションや社会的認知を含む，実際に日常生活で行っている動作を評価するため変化が確認しやすいという大きな特徴がある．

Short Lecture： 維持期のリハビリはどのように算定されているか[1]

　診療報酬では疾患別リハビリテーション料を設けており，標準的算定日数も決められています．標準的算定日数が終了した場合，特殊な疾患でない（算定日数の各上限の除外対象患者）場合は，維持期のリハビリとして月13単位算定できることになっている．維持期のリハビリが運動療法（ＰＴ）だけでしたら1日1単位として月に13日は算定できることになるということです．この基準をうまく利用して維持期のリハビリを充実させていきたいものです．

[Box35－3]　疾患別リハビリテーション料の算定日数の基本的な規定

疾患別リハビリテーション料の算定日数の基本的な規定（2016年診療報酬改定）

Ⅰ　疾患別リハビリテーション料　　（　　）内は標準的算定日数

　　　　Ｈ０００　心大血管疾患リハビリテーション料　（１５０日）
　　　　Ｈ００１　脳血管疾患等リハビリテーション料　（１８０日）
　　　　Ｈ００１－２
　　　　　　　　　廃用症候群リハビリテーション料　　（１２０日）
　　　　Ｈ００２　運動器リハビリテーション料　　　　（１５０日）
　　　　Ｈ００３　呼吸器リハビリテーション料　　　　（９０日）

Ⅱ　算定日数の各上限の除外対象患者
　　　①失語症，失認及び失行症の患者　　②高次脳機能障害の患者
　　　③重度の頸髄損傷　　　　　　　　　④頭部外傷及び多部位外傷の患者
　　　⑤慢性閉塞性肺疾患の患者　　　　　⑥心筋梗塞の患者
　　　⑦狭心症の患者
　　　⑧回復期リハビリテーション病棟入院料を算定する患者
　　　⑨難病患者リハビリテーション料に規定する患者
　　　⑩障害児リハビリテーション料に規定する患者　⑪その他

Ⅲ　標準的算定日数を超えた場合でⅡに該当しない場合（維持期のリハビリ）は，月１３単位を限度として算定できる．

Recommendations

・維持期のリハビリは重度障害をもつ患者にとっては不可欠である.

・関節拘縮予防と筋力の維持はＡＤＬ維持のために不可欠な運動療法である.

・維持期リハビリが必要な高齢者や重度障害者はフレイル（虚弱）であり,
急性期疾患で1～2週間の治療のための安静臥床で瞬く間にＡＤＬは全介助
状態になるので,根気強いリハビリに対する意欲とそれにサポートする医療
体制が必要である.

References

1）医科点数表の解釈　第7部リハビリテーション：社会保険研究所　平成28年
4月版,644-687.

Highlight

Case 35　A Case Report of a Patient who Continued the Rehabilitation to Revealed its Significance and the Clinical Kinematic Viewpoint

Rehabilitation for maintenance periods is indispensable for elderly people, hemiplegia patients of CVA and myelopathy patients with severe palsy and muscle weakness. These disabled people will have their body functions reduced quickly if they can't continue rehabilitation patiently for a long time. For this reason, the rehabilitation for maintenance periods, especially range of motion exercises, muscle strength maintenance exercises, and ADL exercises have very important meaning and value. It is needed that generalists should understand this background and prepare a medical care system so as to provide frail patients continuing exercise therapy.

36

下垂足を訴える患者への
診断的アプローチと運動療法

□臨床指標 (Clinical Indicator) と■基準 (Criteria)

□ 下垂足（drop foot）[1] は外来でもしばしば遭遇する症状である

　■ 下垂足とは：下垂足の症状，下垂足の原因を知る

□ 身体所見から診断的アプローチを行う

　■ 障害部位を想定した身体診察，特に徒手筋力検査が不可欠である

　■ 筋電図検査を行う

□ 下垂足の鑑別診断はどう行うか

　■ 障害部位診断を行う

　■ 再度診察し下肢筋力評価を行う

□ 下垂足の予後はどう予測するか

　■ 通常筋電計による神経伝導速度が重要．診察を繰り返し行いながら
　　予後を予測するのも可能である

□ 治療方針はどう立てていくか

　■ 下垂足の患者に対する診察能力と末梢神経障害の障害程度に対する
　　知識，さらには簡単な運動プログラム（ホームエクササイズ）の
　　指導能力が求められる

CHALLENGE CASE

　下垂足（drop foot）を訴え紹介された患者を約1年フォローした．足関節背屈・底屈共に完全に麻痺していた．ほぼ完全に回復した状態まで身体所見と神経伝導速度検査による経過観察を行った．この症例は障害部位診断に苦渋した症例であったので総合診療医と振り返りをしながら紹介する．

CHALLENGE CASE

患者：42歳　女性

　2016年2月11日に帝王切開術（分娩停止），麻酔は脊椎麻酔＋腰部硬膜外麻酔.

術後1日目より左下肢のしびれ，動かしにくさを自覚している.

術後3日目麻酔科医より左下腿麻痺＋，左下肢深部腱反射 PTR+，ATR- が確認された. 左腓骨神経麻痺疑い，となり同日整形外科診察，腰部 MRI 施行，硬膜外血腫等の脊椎レベルでの異常は特に認められなかった.

　特記すべきこととして帝王切開前に陣発処置がなされ24時間左側臥位の肢位となっていた，また手術中は血栓予防のため下腿部に間欠的空気圧迫の処置がなされ，弾性ストッキングを装着させていた. 術後6日目原因精査にてリハビリ科紹介. その際の筋力評価では左足関節背屈は全くできず，また左足関節底屈も殆どできなかった. 感覚は左下腿外側～足関節部において鈍麻（下腿外側 8/10，足部 2/10) が認められ，左下肢の深部腱反射はPTR+, ATR － であった.

Tutorial

(指導医 M)：患者さんを診察する際に気になることは？

(総合診療医 G)：手術後に左足に下垂が出現したので術中に何かトラブルがなかったどうかの情報が欲しいです. また患者は精神的に不安に追い込まれていると思うので下垂足の原因と予後を患者さんや家族に納得できる説明し，また今後の方向性を導ければよいのですが・・・

M：手術中は特にトラブルはありませんでした.

■ 下垂足とは

M：まず下垂足とはどういう症状ですか？

G：足関節が背屈できないので垂れたままの状態になっているのをそう呼んでいます．

M：原因は？

G：足関節の背屈は前脛骨筋の作用によって起こるのでその筋肉を支配している神経の障害によって起こると思われます．

M：その神経の名前は？

G：腓骨神経です．

M：それでは患者さんは腓骨神経麻痺が起こったと考えますか？

G：そうです．

M：それでは実際に患者さんを診察にいきましょう！

■ 下肢筋の筋力検査

M：下肢筋の筋力検査を施行してください．
※ベッドサイドにいき仰臥位に寝ている患者さんの診察を行った．

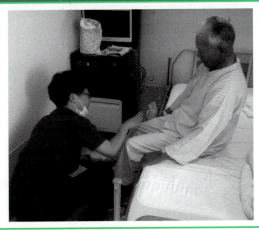

[Box36-1] ベッドサイド簡易徒手筋力検査1

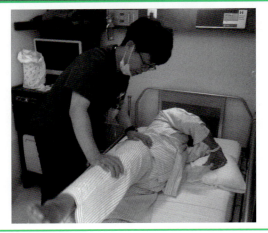

[Box36-2] ベッドサイド簡易徒手筋力検査2

※仰臥位にて足関節の背屈と底屈が困難であることに気づく．

G：先生，足関節の背屈も底屈も困難になっています．

M：それでは腓骨神経麻痺だけではありませんね．

G：腓骨神経麻痺と脛骨神経麻痺が合併しています．

M：これら 2 つの神経麻痺の場合も drop foot 下垂足を呈しているということですね.

G：そうです.

M：Drop foot 下垂足の原因は腓骨神経麻痺だけではないということになりますね.

G：脛骨神経麻痺と腓骨神経麻痺が合併するとなると元々は 2 つの神経は坐骨神経から分岐しているので膝より近位（体幹側）での障害なども考えられます.

M：というと？

G：臀部病変や骨盤内病変そして腰椎病変などにおける病変（障害）部位が鑑別に挙げられ病変部位診断へのアプローチが必要になります.

M：身体所見でそれが鑑別できますか？

G：下肢筋の神経支配筋の筋力評価を行えば可能になると思います.

M：それをしましたか？

G：しませんでした.

M：どうしてしませんでしたか？

G：仰臥位になっていたのと筋力評価に慣れていませんでした.

M：では一緒に診察しましょう.

■ 身体診察

[Box36－3] 診察結果

下肢筋力評価（指導医 M）

右下肢筋力はすべて正常

左大臀筋　　MMT4
左中臀筋　　MMT4
左腸腰筋　　MMT5
左大腿四頭筋　MMT4＋
左ハムストリングス　MMT4
左前脛骨筋　　　MMT0
左下腿三頭筋　MMT0

M：診察結果をみてみると左脛骨神経支配筋の下腿三頭筋（腓腹筋とヒラメ筋）と左腓骨神経支配筋の前脛骨筋が麻痺していますね.

G：近位の坐骨神経麻痺による脛骨・腓骨神経麻痺と思い, 腰椎疾患や術後の合併症などを考えましたが, 筋力評価で臀筋や膝屈曲筋であるハムストリングスが麻痺していないのでやはり膝部より近位は考えがたく膝部より遠位の障害が考えられます.

M：膝部より遠位で起こる脛骨・腓骨神経麻痺を起す疾患はありますか？

G：頭に浮かびません！先生お手上げです！

M：確かに難しい症例ですね. 困難な症例に遭遇した場合にはどうすればよいでしょうか？このことが今回のテーマにもなります. 困難な症例に遭遇した場合にどうすればよいでしょうか？

■ 障害部位診断

M：問題を整理しましょう．
下垂足の原因疾患[1]を考えていくうえで障害部位診断が重要であるので整理しましょう．

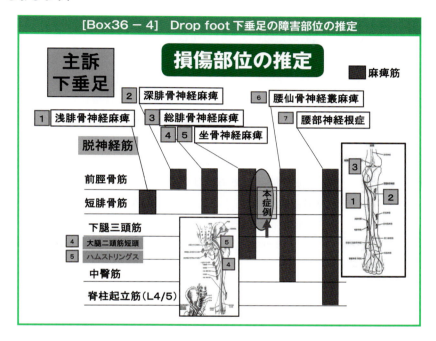

[Box36－4] Drop foot 下垂足の障害部位の推定

M：この図をみると末梢神経障害として drop foot 下垂足を呈する疾患の障害発生部位がおおよそ下肢から脊椎までの間に7か所あることが解ります．それ以外にも考えられますか？

G：多発神経障害を起こす疾患，例えば糖尿病性神経障害とか血管炎に伴う多発神経障害とか数多くあります．そういえば中枢性疾患である脳卒中片麻痺患者も重度麻痺の場合には drop foot 下垂足を呈していますね．

M：なかなか良いですね！末梢神経障害と中枢性神経障害という見方もできますね．脳卒中患者の足関節背屈障害（下垂足）も実際の臨床場面では頻繁に遭遇します．それから筋萎縮性側索硬化症などの神経難病（脊髄前角細胞障害）にも出現します．筋力低下を呈する疾患はすべて可能性があるということですね！サルコペニアを有する虚弱高齢者にもみられるかもしれません．

G：となれば，鑑別診断のためのアプローチはどうすればいいのですか？

M：今回の症例は左下肢の足関節部に関する筋肉以外の四肢筋はほぼ正常ですので全身性の多発神経障害や神経筋疾患，脳卒中疾患などは最初から除外されます．やはり左側の脛骨神経麻痺と腓骨神経麻痺を呈する末梢神経障害ということで**[Box36－4]**に基づいて考えていけば良いと思います．

　神経根障害を考えるならば腰椎ヘルニアや脊柱管狭窄症による神経根圧迫が考えられます．また腰仙骨神経叢であれば骨盤内腫瘍などが考えられます．臀部であれば神経絞扼症候群や血腫などの圧迫，大腿部であれば坐骨神経の圧迫などを考えます．腓骨神経麻痺の多くは圧迫によるもで腓骨頭部での長時間の神経圧迫によるものが多く，原因のひとつに術中の体位などの影響が考えられています．

　今回の症例も術後に起こった下垂足の症状なので体位による腓骨頭部での神経圧迫を考えたのですが，それだと腓骨神経麻痺による足関節背屈障害が出現し，足関節底屈障害はみられないはずです．つまり今回は脛骨神経麻痺を合併している下垂足なのです．

　今回のふりかえりで総合診療医は基本的に身体所見でおおよその障害部位診断を挙げられるように筋力評価と感覚検査それに深部腱反射は確実に所見がとれるようにしておかねばなりません．必須になります．特に膝屈曲筋であるハムストリングスと股関節伸展筋である大臀筋は腹臥位での体位で評価をし，股関節外転筋である中臀筋は側臥位での体位での評価になりますので，このことを頭に入れておかないと身体所見が正しくとれなくなります．

■ 再度診察し下肢筋力評価

M：では再度診察し下肢筋力評価をしてください.

G：座位，腹臥位，側臥位で行いました．やはり足関節の背屈・底屈共に筋力は MMT 0 〜 1 でした.

M：部位の予測は？

G：腰椎 MRI でも特に所見なく，骨盤 CT，臀部そして大腿部に特に所見もなく，手術中の間欠的空気圧迫による影響（コンパートメント症候群[2]）も考えられませんでした．ひとつ，今回の帝王切開術の前に約十時間以上も左側臥位の姿勢のまま陣痛誘発剤の点滴を受けていたとのことでした.

M：なるほど．病歴では左側臥位肢位が続いたことで左腓骨頭部での長時間圧迫が考えられ腓骨神経麻痺を起してもおかしくないということで障害部位は腓骨頭部が最も考えられやすいとのことですね.

G：そうですが・・・

M：では筋電図検査で神経伝導速度を検査し評価してみましょう.

■ 筋電図検査

M：この図では脛骨神経の MCV は最初から正常で，腓骨神経は軸索障害の所見があるということになります．つまり神経伝導検査では軸索障害を伴う腓骨神経麻痺という診断になります.

　　[Box36 − 5] は約 10 か月経過をフォローしたのですが，腓骨神経の軸索障害は 4 ヶ月後に筋電図上も身体所見上も回復したことを示しています．このことから何がわかるのでしょうか？

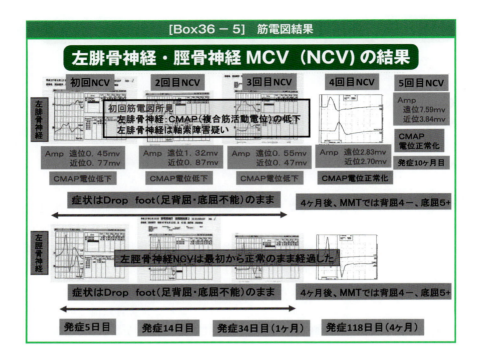

[Box36－5] 筋電図結果

G：神経伝導検査結果では左腓骨神経麻痺という診断になり，脛骨神経麻痺は認められなかったということです．また神経伝導速度という神経電気生理検査で障害された神経とその程度がわかり，軸索障害だと約4か月で回復してくるということです．

M：その通りです．
神経筋伝導速度では神経障害の重症度（程度）がわかり予後予測に繋がります．このことは患者に対する説明・インフォームドコンセントに利用でき，自信を持って回復してくる時期を伝えることができます．患者はそれにより懐疑的になりがちな態度から一転して担当医に対して信頼を保ち，また身体機能の回復に希望を持ちリハビリに立ち向かうことができます．

[Box36 - 6] 神経伝導速度検査による予後判定の流れ

末梢神経障害の評価の流れ

受傷４日～１０日以内神経伝導速度検査依頼施行
⇩
誘発可
⇩
１０日以降に再度検査
⇩
誘発可⇒誘発されない⇒高度軸索変性⇒最重度障害

軸索変性 ⇒重度　回復までに３～４ケ月

髄鞘（ミエリン）脱髄　⇒　軽度障害　早期回復が期待できる

神経断裂　⇒　回復不能

正常

M：この伝導速度による予後予測を知っていることは総合診療医にとっても重要なことになります．神経筋伝導速度の電気生理検査ができなくてもおおよそ予後を言い当てることは可能になります．麻痺してから７日～14日毎に診察すれば軽症のミエリン障害であれば早く回復することに気づくでしょう．1か月経過しても麻痺に変化なければ重度から最重度障害の可能性がありますが，多くは回復してくるのは３～４か月後でしょう．神経断裂は切断という外傷機転がないと起きないので通常は起こりません．このように神経伝導速度の検査をしなくても多くは予測可能なのです．神経筋伝導速度検査は確保とした検査結果をもつことでより正確に言い当てることが可能になるという利点があるのです．

G：なるほど！正確な知識が臨床では役に立つのですね！

M：ところで問題はまだ解決していませんね！

G：そうなんですよ！腓骨頭圧迫で起こった腓骨神経麻痺とすると足関節背屈は困難になるのは理解できますが，この症例は足関節底屈も不能となっています．

神経伝導速度では脛骨神経は正常なのに，臨床では麻痺になっています．この矛盾はどう解くのですか？

M：色々な文献を捜して読みましたがこのような症例は報告例がないです．実は神経伝導速度をしている際に気づいたことがあるんです．いつもと異なる部位で脛骨神経の誘発電位が得られたんです．それは腓骨頭部では通常腓骨神経の誘発が得られ，脛骨神経はそこから離れた膝窩部位に誘発部位があるのですが，この症例は両方の神経の誘発部位が腓骨頭部に重なるように接していたのです．

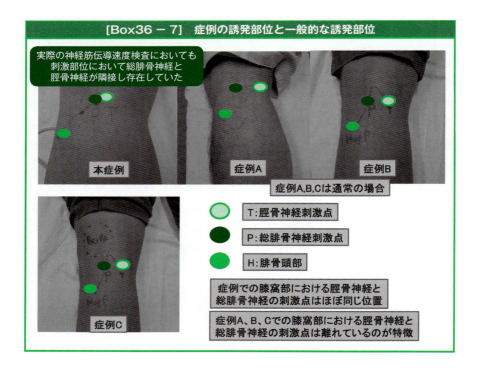

G：そのことは何を意味しますか？

M：坐骨神経の分岐部が通常とは異なるのではないかと．

■ 解剖学的変異

G：つまり解剖学的に個人差があって解剖学的変異があるということ？

M：そういうことです．坐骨神経や浅腓骨神経には解剖学的変異[3] が知られています．

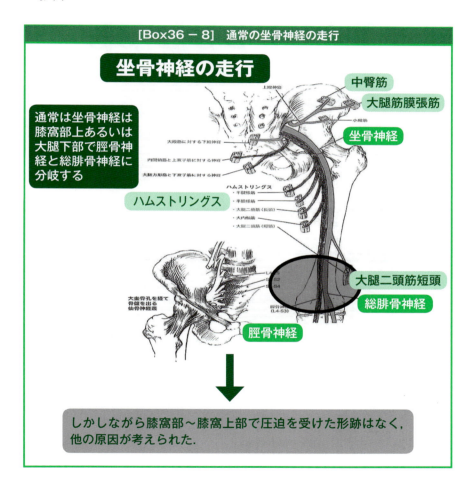

[Box36-8] 通常の坐骨神経の走行

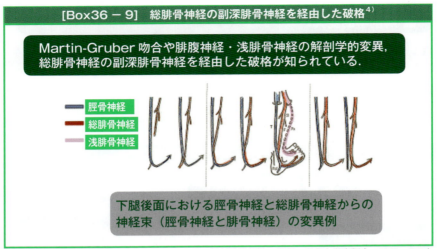

(佐藤達夫，秋田恵一：日本人のからだ－解剖学的変異の考察，東京大学出版会；2000, p678.)

M：私の頭の中では症例の方の解剖学的変異を次のように考えています．

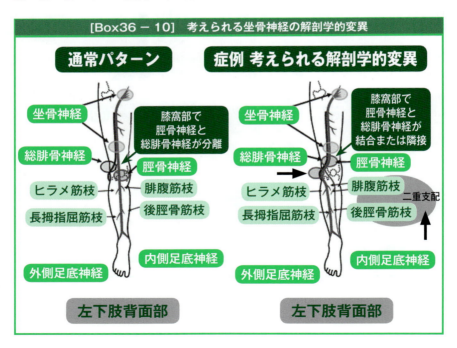

最終的診断：下垂足の原因は左腓骨頭圧迫，そして左坐骨神経走行の解剖学的変異による坐骨神経麻痺

■ 運動療法はどう進めるか

G：わかりました！ではこの患者の運動療法はどう進めたら良いでしょうか？

M：まず下垂足の状態の時には，足関節が背屈できないのと立位保持の際に踏むことが困難であることが原因で歩行困難となっています．そのことを先ず優先的に解決してあげて一日も早く歩行動作を獲得し，通常の生活に戻れるようにしたいです．そのためには背屈補助を強化するために左足関節背屈補助のための短下肢装具を作成します．最近は軽量化されたオルトップ型短下肢装具もすぐに手に入れることが可能です．

G：筋力トレーニングは？

M：自動的な運動がみられない時には，足関節の他動関節可動域訓練が大変重要になります．Drop foot 下垂足は足関節が尖足位となりアキレス腱が短縮する傾向があります．仮に安静のまま運動指示をしなければすぐに足関節拘縮が起こってきます．高齢者であればさらに廃用による筋萎縮・筋力低下も起こります．足関節の他動運動は自主トレでも可能ですので，しっかりと足関節の背屈・底屈運動をしっかりと行うことが大変重要なのです．

G：なるほど・・・最初に短下肢装具を作成し装着させれば歩くことは可能ですね．それだけでも生活に戻れることが可能のため患者にとってはQOLが得られますね．そしてまだ麻痺が十分に回復しない時期は，足関節を拘縮させないように他動的足関節可動域訓練（簡単にいえばストレッチに近い訓練）を指示すれば良いですね．

M：そうなんです・・・それだけで若い患者の場合は自然に回復するのを待っておけば大きな問題はないですよ．

G：高齢者の場合はどうですか？

M：高齢者の場合は元来下肢筋力なども低下していたり，内科的な合併症なども多臓器にわたって合併していることがあるために，正しく筋力評価を行い過用症候群を起こさないように運動強化を考え，そして心肺機能を考慮した適切なフィットネスを考えてあげねばなりませんね・・できますか？

G：はい，患者の筋力評価を始めとする身体機能を考慮し，特に高齢者の場合は高齢者総合機能評価[5]を施行し，総合的にアプローチしてみたいと思います．

M：期待しています！！

■ この症例を通して日常の診療に活用できること

G：この症例はかなり稀な印象を持っていますが，日常の診療で活用できますか？

M：困難な症例に遭遇するときに，私たちはその壁を乗り越えるために色々と試行錯誤します．文献を検索したり，症例検討会を開催したりして解決を図ろうとします．しかしなかなか文献は見つからず解決方法も見つからないことがあります．この時に臨床推論で頭脳をフル活用しなければなりません．患者から学ぶことも多く毎日患者を診察することで気づくこともあると思います．私はこの時に個体差を考えるのも重要なことと常に思っています．一般常識や集団疫学的知識で判断する方法で見落とすことが多いのは，『人はそれぞれ個体差がある』という簡単なことです．形質や体質は個人で異なっており親の遺伝子レベルでの個人差によっています．遺伝子レベルでの個体差が通常の常識では見落しがちになります．

　今回の症例もまさにそうで神経走行に解剖学的変異（破格）の存在が想定されたのです．通常の走行では説明できないことが個人差を考えることにより解決できる可能性があったということです．日常の臨床でよく遭遇するのは，採血や血管確保の時です．通常の処置で採血や血管確保が問題なくできている

のにもかかわらず患者さんから「びりびりした，痛い」と叫んできます．中には
しびれがいつまでも続き医療事故として訴えられるケースもしばしばあります．
この現象も『神経の知覚枝の解剖学的変異』が存在することで説明可能になり
ます．血管支配の知覚枝が通常はない血管周囲にまで及んでいて，採血手技や
血管確保の手技の時に血管上に細い知覚神経が伸びてきて絡まっていると考え
られます．そして患者さんには今回の出来事に対し神経走行に解剖学的変異
があり個人差は予測困難なことであることを説明します．このことは患者自身の
納得に繋がるきっかけになります．解決に導ける話になります．これはインシ
デントを起こし心理的に追い込まれていた医療従事者にとっても，自分自身の
手技的な未熟性から発生したことではなかったということになりますので大変
重要なことだと思います．

G：目からうろことはこのことですね！

■ **筋電計のない離島診療所でもこの症例を通して日常の診療に活用できますか？**

G：離島診療所などの診療所でも役にたちそうですね．

M：十分役にたちます．離島には高齢者の寝たきり患者や慢性アルコール中毒
患者なども目につき，臥床が続くことで末梢神経圧迫による麻痺などの症状で
来院します．さらにこのような患者の中には経済的問題（貧困）や家族の問題
（身よりがいない，一人暮らしなど）で島を出て精査のできる専門病院に行け
ない住民などもいます．この場合に詳しい病歴と徒手筋力検査などの神経学的
所見をとること，末梢神経障害の知識など，総合的に判断すれば，患者の予後
予測も可能になると思います．患者家族の負担も減り地域医療に貢献できます．

G：このような診断能力，治療手段を持っていれば，多くの圧迫で生じる末梢
神経障害患者には離島診療所で不安なく対応できるんですね．

M：そうなんです．予測しながら診断，治療を進めていくこと，このことは
レジリエンス能力を高める基本的なことかもしれません．

高価値な医療と低価値な医療
High-value Care & Low-value Care

M：今回のケースは大変診断に難渋したのですが，下垂足の患者を診た時の
アプローチは，基本的に身体所見を正しくとり部位診断への手がかりとする
という初歩的なことなんです．そのためには下肢筋の神経支配を知り，感覚
検査も含めた運動機能評価・筋力評価をベッドサイドで行い診断へのアプローチ
をしていくことが高価値なケアと High-value Care の初歩だと考えます．これが
できないのが不十分なケア Low-value Care ということになります．さらに
末梢神経障害の程度はどうなっているのか，などの知識も重要になっています．
この2つのことが取得できることが総合診療医としての基本であり，さらに
障害部位別にコリンズの VINDICATE[6) やティアニーの11のカテゴリー[7)
により綿密に鑑別診断リストをあげながら臨床推論を推し進めていくと診断
への展望が広がるのだと考えます．

[Box36 − 11]　コリンズの VINDICATEiii+P [6)

病因学的分類（VINDICATEiii+P）

Vascular
Infection
Neoplasm
Degenerative disease
Intoxication
Congenital
Auto-immune/allergic disease
Trauma
Endocrinopathy
iatrogenic
idiopathic
inheritance
Psychogenic

[Box36 − 12]　ティアニー先生の11のカテゴリー病院学的分類[7)

ティアニー先生のいつも用いる11のカテゴリー病因学的分類

血管性（Vascular）
感染症（Infection）
腫瘍性疾患（Neoplasm）
自己免疫性疾患（Auto-immune）
中毒（Toxic）
代謝疾患（Metabolic）
外傷（Trauma）
変性疾患（Degenerative）
先天性疾患（Congenital）
医原性疾患（Iatrogenic）
特発性疾患（Idiopathic）

■ 日常の臨床現場で見る下垂足

G：下垂足を訴えてくる患者は日常茶飯事に多いですか？

M：それ程ではないですが，しかしよく遭遇しますね．

G：どのような疾患年齢とか，特有な職業，かかりやすい疾患とか特徴がありますか？

M：ありますね．肉体労働者で身体を酷使してきた高齢者の多くは脊椎の変形などからくる腰部脊柱管狭窄症をしばしば合併しています．年齢と共に足腰が弱ってきます．そして足関節の背屈や底屈も筋力低下があり歩行速度やバランスなども低下してきます．不全麻痺の場合はそれほど気づかないですが，麻痺が重度になってくると足関節背屈や底屈の筋力も目立ってきて歩行困難になります．その際に下垂足の症状がはっきりしてきます．

G：視診でわかりますか？

M：視診では下腿筋の萎縮が著明です．

G：外来で Drop foot 下垂足の高齢者を診た時に最初に考えるのは脊椎疾患などが一般的ですね．

M：その通りです．

G：その次にどんな特徴の患者がいますか？

M：末梢神経障害の大きな原因は圧迫によることが多いです．つまり同じ肢位や体位を長時間し続ける人たちです．

G：寝たきりの患者もそうですか？

M：その通りです．パーキンソン病患者でヤール４以上の場合は寝返り動作が困難になります．発熱などで体調を崩した時などにまさにその寝返り動作が困難となり長時間も同じ体位となりがちになります．特に一人暮らしで介護者がいないとその状況になり，その時に同じ体位が長時間続くと床ずれ（褥瘡）や神経圧迫による末梢神経障害などがでてくるのです．それから慢性アルコール中毒患者の泥酔状態や精神疾患患者で向精神薬により大脳が抑制されている場合なども何時間も同じ体位で寝ていることが多く，神経圧迫による末梢神経障害の発症余地が十分に高いです．

G：先生，よくわかりました．末梢神経障害，特に下垂足の患者を診た場合には視診，身体診察によるきめ細かな神経筋評価などを行うことの必要性がわかりました．ベッドサイドにおける身体診察が High-value Care に繋がることもわかりました．

Short Lecture：末梢神経障害へのアプローチ

　末梢神経障害の患者を診た時にはその神経障害の程度と予後をある程度予測する必要があります．その判別の目安になるのが Seddon の末梢神経障害の分類です．末梢神経障害の分類は大きく３つに分けられます．ひとつは比較的軽度の髄鞘障害で一過性神経伝導障害（Neurapraxia）と呼ばれています．もうひとつは麻痺の回復に時間がかかる軸索障害（Axonpathy）で，軸索断裂（Axonotmesis）とも呼ばれています．そして最も重症で予後不良の神経断裂（Neurotmesis）です．それぞれ神経伝導速度検査では特徴があるため神経伝導速度検査によりある程度障害の程度が推測できます．また麻痺の出現している早期には軸索障害ではワーラー変性が始まっていないので 10 日を経過してから再度検査する必要もあることを忘れてはいけません．一過性伝導障害と診断したのが実は重度の軸索障害であることも度々あることです．仮に最初から神経伝導速度検査で誘発電位が得られなければ多くの症例は重度軸索障害の可能性が高いと私は考えています．

総合診療医は神経伝導検査が可能であればより確保とした情報が得られますが，筋電図検査機器がないときには，障害の起こった背景，麻痺の回復の経過などを詳細にチェックすることでおよその予測は立てられると考えます．診察に優る情報は無いといっても過言ではありません．**[Box36 − 13]** に末梢神経障害の分類について Seddon 分類を参考にまとめてみました．また**[Box36 − 14]** で神経伝導速度検査による予後判定の流れをまとめてみました．

[Box36 − 13] 末梢神経障害の分類と特徴

末梢神経障害の分類
Seddon の分類

Neurapraxia（一過性神経伝導障害）
　軸索は温存，髄鞘の軽度障害・脱髄 ＋
　原因：圧迫，阻血など rucksack paralysis, Saturday night paralysis
　麻痺は一時的（数日〜数週間）
　神経伝導速度検査：伝導遅延，伝導ブロック，時間的分散，刺激閾値の上昇

Axonotmesis（軸索断裂）
　軸索変形 または 神経細胞体変性 ワーラー変性 ＋
　原因：圧迫，牽引，骨折
　再生軸索が延長（神経再生速度は 1 〜 2mm/ 日）
　神経伝導速度検査：振幅の低下
　麻痺は回復するが時間がかかる，麻痺が残る場合もある

Neurotmesis（神経断裂）
　軸索・髄鞘・シュワン細胞変性の断裂
　麻痺は回復しない

[Box36 − 14] 神経伝導速度検査による予後判定の流れ

末梢神経障害の評価の流れ

受傷4日〜 10 日以内神経伝導速度検査施行

誘発可

10 日以降に再度検査

誘発可　⇒　予後予測判定可能
　　　↓
軸索変性（A）⇒重度　回復までに 3 〜 4 ヶ月
髄鞘（ミエリン）脱髄（B）⇒軽度障害　早期回復が期待できる
神経断裂（C）⇒回復不能
誘発されない⇒高度軸索変性（D）⇒　最重度障害　後遺症 ＋
正常（E）

Glossary

1）下垂足

　下垂足とは足関節を背屈できない状態を云う．代表的な疾患に腓骨神経麻痺がある．足関節が背屈できないので垂れさがってみえる．歩く時には足が床につっかかってしまうので転倒の原因にもなる．下垂足の人は膝を持ちあげる鶏歩という特徴的な歩き方をしている．

2）間欠的空気圧迫

　間欠的空気圧迫法とは，電気ポンプを用いて，患者の下肢の静脈の血行を促進し，静脈血栓症の予防および血液のうっ滞や浮腫を軽減させる方法．主に術後の深部静脈血栓症予防対策として使用されている．下肢の筋肉および静脈には血液やリンパ液の還流を補助するポンプ機能が備わっているが，間欠的空気圧迫 はこれらの機能に準じた効果が期待できる．

3）弾性ストッキング

　下肢の深部静脈血栓症予防対策として，間欠的空気圧迫法と同じ目的で使用されている．

4）末梢神経障害

　末梢神経系とは，全身の組織と脳および脊髄とをつないでいる神経を指し，中枢神経（脳，脊髄）からの情報を末端器官に伝えるとともに，全身に分布する組織からの情報を中枢神経に伝えるという役目を担っている．末梢神経障害とは脳と脊髄から出てきた神経の障害のことを指し，脊髄では神経叢または神経根よりも遠位部にある脊髄神経の機能障害のことを云う．これには，種々の程度の感覚障害，疼痛，筋力低下および萎縮，深部腱反射低下，ならびに血管運動神経症状が単独で，または複数組み合わさって現れるのも特徴的である．

5）中枢神経障害

　中枢神経系とは脳と脊髄のことを指し，知的機能，運動・感覚機能や基本的な生命活動 を担っている．中枢神経障害とは脳，脊髄の障害で起こる様々な症状のことを云う．

6) 筋萎縮性側索硬化症

　筋萎縮性側索硬化症〔Amyotrophic（筋肉が萎縮し）Lateral（脊髄側索が）Sclerosis（硬化する），ALS〕は，大脳皮質運動野の運動ニューロンと脊髄，脳幹の運動ニューロンが脱落することによって手足が動かなくなり，会話や飲み込みもしにくくなって，多くは4〜5年で呼吸筋が麻痺して，人工呼吸器を装着しなければ生きていけなくなる神経難病．

7) 神経根圧迫

　脊髄から出た前根と後根が脊柱管内から椎間孔のあたりで変性した椎間板や椎間関節の骨性変形，後縦靭帯骨化・黄色靭帯骨化による圧迫されることを云う．例えば頸椎で脊髄が圧迫されれば頸椎症性脊髄症といい，神経根が圧迫されれば頸椎症性神経根症という診断名になる．神経根が押されて生じる主な症状には，神経痛，知覚の低下，知覚の異常の症状，運動麻痺などがある．

8) 神経絞扼症候群

　脊髄（せきずい）から枝分かれした末梢神経が，手足にいたるある部位で絞扼（こうやく）（圧迫）されると，そこから先の神経が障害され，痛み，筋力低下，知覚異常などの末梢神経障害をおこすことがあり，これを絞扼性神経障害と云う．神経絞扼症候群とは，これらの神経障害をおこす病気の総称で，手根管症候群，肘部管症候群などが有名．

9) コンパートメント症候群

　上肢または下肢のコンパートメント（筋区画）の内圧上昇により循環障害がおこり，筋や神経の機能障害が生じることを云う．上肢，下肢の筋，血管，神経は骨，筋膜，骨間膜に囲まれている．この構造をコンパートメント(compartment)あるいは筋区画と呼ぶ．例えば下腿には前部，外側，深後部，浅後部の4つのコンパートメントが，前腕には屈筋群，伸筋群，橈側伸筋群の3つのコンパートメントがあり，何ら かの原因でコンパートメント内の圧力が高まると，コンパートメント内の血管が圧迫されて循環障害が発生，筋や神経の機能障害がおきる．

10）神経伝導速度検査

　神経伝導速度とは，手や足の神経を刺激して，末梢神経における刺激の伝導速度を測る検査．主に運動神経伝導速度と感覚神経伝導速度に分かれている．2点間の刺激点から伝導速度を算出し，また潜時，活動電位の大きさや波形などから軸索変性や脱髄病変などが推測できる．

11）解剖学的変異

　筋肉を始めとする人体の臓器や神経，血管などの走行や形態は凡そ似ているが，中には個人差があり異なっている場合がある．例えば筋肉の付着部においても夫々全く同じということはない．多くは大体において類似しているが個人により全く異なった形態や走行を呈する場合を解剖学的変異という．

12）オルトップ型短下肢装具

　下垂足を補助する短下肢装具にオルトップ型というプラスチック製装具があり，軽量で簡単に着脱し易いという特徴がある．装具装着しながら靴も履けるので使いやすい足関節背屈補助装具である．

13）他動関節可動域訓練

　関節可動域訓練とは，関節の拘縮を予防し正常な関節可動域に近づけ，維持するために，可動域いっぱいに関節を動かす運動療法のこと．　関節可動域訓練には，他者の力で動かす他動運動，自分の健側肢や他人の力を助けに自分で動かす自己他動運動，自分の力だけで動かす自己運動がある．

14）高齢者総合評価

　高齢者は，疾患のもつ普遍的生活機能障害と加齢変化による生活機能低下を同時に評価する手技を「高齢者総合評価」と呼んでいる．高齢者の全体把握のために①日常生活動作（ADL），②手段的ADL（IADL），③認知能，④ムード，⑤コミュニケーション，⑥社会的環境（家庭環境，介護者，支援体制など）を基本的構成成分とした高齢者総合的評価（Comprehensive Geriatric Assessment：CGA）となっている．

15）レジリエンス

　レジリエンス (Resilience) というのは，元々は物理学の用語で，「弾力」や「跳ね返す力」という意味を持っている．近年，精神科・心理学の領域でも物理学と同様に「（ストレスを受けた時に）跳ね返す（こころの）力」という意味で使われるようになっている．

16）コリンズの VINDICATE

　系統だった鑑別診断を身に着けることを目的としてコリンズ先生が病因別カテゴリー "VINDICATE" の頭文字を使い網羅的に診断をあげていく，といった「コリンズ先生流」の鑑別診断アプローチ法．これは頭文字で VINDICATE と覚える．頭文字の VINDICATE は夫々，Vascular（血管系），Infection（感染症），Neoplasm（悪性新生物），Degenerative（変性疾患），Intoxication（薬物・毒物），Congenital（先天性），Auto-immune（自己免疫・膠原病），Trauma（外傷），Endocrinopathy（内分泌系）となっている．

17）ティアニーの 11 のカテゴリー

　ティアニー先生流の病因別カテゴリーを利用した鑑別診断アプローチ法．カテゴリーは，血管性（Vascular），感染症（Infection），腫瘍性疾患（Neoplasm），自己免疫性疾患（Auto-immune），中毒（Toxic），代謝疾患（Metabolic），外傷（Trauma），変性疾患（Degenerative），先天性疾患（Congenital），医原性疾患（Iatrogenic），特発性疾患（Idiopathic）となっている．

Recommendations

・下垂足の患者に対する診断アプローチは障害部位を想定した身体診察，特に徒手筋力検査が不可欠である．障害部位のおよそは徒手筋力検査を主とする身体診察でその推定が可能である．

・またその人の生活環境や年齢，それに合併する疾患などにもヒントが隠されており丁寧な病歴を始めとする総合的な診療が鍵となる．

・予後予測には通常筋電計による神経伝導速度が重要であるが，診察を繰り返し行いながら Neurapraxia（一過性神経遮断），Axonotmesis（軸索断裂，軸索障害），Neurotmesis（神経断裂）の何れかが起こっているのか予測するのも可能である．

・麻痺の回復の予測に応じた適切な運動プログラムを立案するのは医師の大切な任務である．特に Axonotmesis（軸索断裂，軸索障害）を呈している患者には，長期にわたり関節可動域訓練の重要性と年齢や筋力評価に応じたホームエクササイズを含む運動プログラムを指導しなければならない．

・総合診療医には，下垂足の患者に対する診察能力と末梢神経障害の障害程度に対する知識，さらには簡単な運動プログラム（ホームエクササイズ）の指導能力が求められる．そのことは患者信頼にも繋がり高価値なケア（High-value Care）を生み出す力となる．

References

1) Femke Stevens junior doctor, et al : Foot drop. BMJ. 2015 ; 350 : 1-3.

2) Andrea Stracciolini,MD, et al : Acute compartment syndrome of the extremities. UpToDate. 2015 ; 1-15.

3) Ogeng'o JA, et al : Variant anatomy of sciatic nerve in a black Kenyan population. Folia Morpho. 2011; 70 (3): 175-179.

4) Tatsuo Sato and Keiichi Akita, Editors : Anatomic Variations in Japanese. University of Tokyo Press, p674-679, 2000.

5) 鳥羽研二編著：高齢者生活機能の総合的評価．新興医学出版社 , 2010, p3-6.

6) Collins RD：Differencial Diagnosis in Primary Care. FIfth Edition（監訳：金城紀与史 他）．メディカル・サイエンス・インターナショナル , 2014.

7) ローレンス・ティアニー，松村正巳：ティアニー先生の診断入門　第 2 版．医学書院 , 2011.

Highlight

Case 36　Diagnostic Approach to Patients Complaining of Drop Foot

A diagnostic approach for patients who have drop foot symptom is thought to be essential when carrying out a physical examination especially using the method of manual muscle testing (MMT). MMT is carried out when there is an assumption that there may be a problem in the affected region.

A comprehensive medical approach which involves obtaining a well informed medical history. The key points in such a medical history would include details such as circumstances of life, age, and possible complicating illnesses which may provide hidden clues.

Although nerve conduction examination by the electromyography instrument is important, to ensure the right diagnosis we can predict by repeating physical examinations concerning the kinds of nerve disturbances that occur for example neuroapraxia, axonotomesis, or neuromesis.

It is an important role for an attending doctor to plan well suited exercise training programs for predictable recovery of nerve disturbances. Especially, an attending doctor must give guidance about age and power-appropriate home exercise training for muscles which are involved in the importance of joint ROM exercises for long periods for patients who suffer from nerve disturbances such as axonotomesis.

Family doctors require the ability to properly carry out a physical examination for drop foot patients and a high degree of knowledge of peripheral nerve disturbance. Moreover, they need the ability to guide patients in basic home-exercise programs. This will lead to the successful strengthening of ties between doctors and patients which is the source of power for High-value care (HVC).

頚椎椎体前方骨棘形成による声門筋圧迫による嗄声
—びまん性特発性骨肥厚症
(diffuse idiopathic skeletal hyperostosis：DISH)

□臨床指標 (Clinical Indicator) と ■基準 (Criteria)

□ びまん性特発性骨肥厚症 (diffuse idiopathic skeletal hyperostosis:DISH) とは
- ■ DISH の特徴
- ■ DISH の原因は

CHALLENGE CASE

3か月前より嗄声出現し近医より声帯麻痺が疑われ外来受診する．本人の主訴は左頚部違和感と嗄声である．高尿酸血症とⅡ型糖尿病あり，特に治療は受けていない．喉頭鏡検査と頚部CTなどにて腫瘍性疾患なく，胸部レントゲンにて胸部大動脈瘤などを疑わせる所見もなかった．

Tutorial

(総合診療医 G)：嗄声と訴えてきた場合の鑑別ですね．

(指導医 M)：喉頭鏡で声帯や喉頭の観察は情報が多く不可欠な検査ですね．頚部（頚椎）X 線ではどうでしたか？

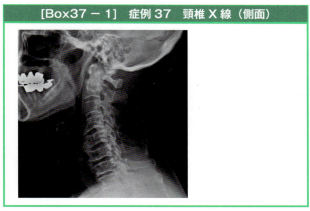

頸椎前方骨棘の前方への突出が特に食道入口部で著明ですね.

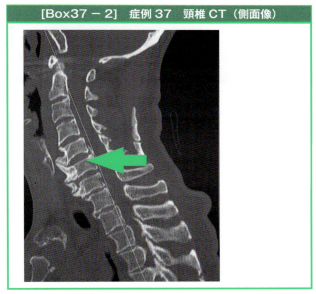

喉頭鏡での検査はどうでしたか？

G：披裂軟骨部での高さで咽頭後壁の膨隆が認められ，そのため披裂軟骨の可動域制限が認められました．

M：頸部（頸椎）CT ではどうでしたか？

G：C5/C6 頚椎体前方骨棘による喉頭（披裂軟骨部）への圧迫所見がありました．

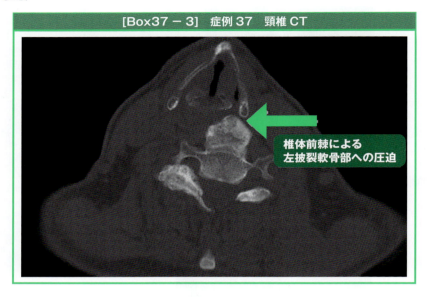

[Box37 - 3] 症例37 頚椎CT

椎体前棘による左披裂軟骨部への圧迫

G：椎体前方骨棘形成が嗄声の原因だったんですね．

M：DISH という疾患概念を御存知ですか？

G：詳しくは知りません．

M：DISH とはびまん性特発性骨肥厚症 (diffuse idiopathic skeletal hyperostosis)[1] といわれています．別名，強直性脊椎骨増殖症 (ankylosing skeletal hyperostosis)，Forestier 病とも呼ばれています．前縦靱帯骨化による脊椎強直をきたす疾患で後縦靱帯，黄色靱帯や脊椎以外の靱帯の骨化を合併することがあります．頚椎体前方骨棘が食道入口部で突出すると嚥下障害の原因になります．また今回のように喉頭を圧迫すると嗄声の原因にもなるんです．

G：このことは嚥下障害や嗄声の場合の鑑別疾患にぜひとも考えておく必要がありますね．高齢者に多いという特徴がありますか？

M：そうです．高齢者に多く肥満や２型糖尿病患者にも多いという特徴があります．胸椎における椎体前方骨棘が特徴的と云われています．レジスタンス運動での負荷によりインスリン様成長因子 IGF-1 の刺激により骨棘形成が起こるともいわれています．典型的写真をみせましょう！

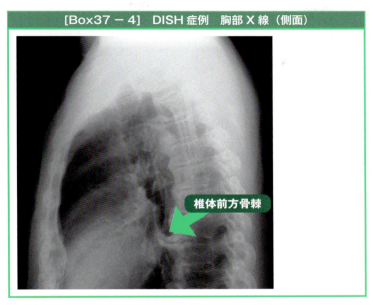

[Box37 − 4]　DISH 症例　胸部 X 線（側面）

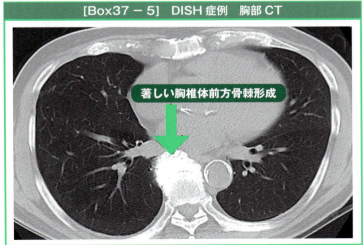

[Box37 − 5]　DISH 症例　胸部 CT

G：これは心臓に接しているという点でも怖いですね．

M：プライマリ疾患に位置付けられる可能性が高いので総合医は注目しながら学んでいきましょう．特に過用症候群との関連もありそうで，若い頃からかなりの労働負荷を脊椎にかけてきた歴史のある方とか，激しいスポーツ選手とか，関節に慢性炎症を繰り返しています．また肥満やⅡ型糖尿病，それに高インスリン血症などを合併する患者さんには末梢関節や靭帯などにも骨化がみられているので DISH に関しては UpToDate の情報を入手しておくことが大事なことですね．

高価値な医療と低価値な医療
High-value Care ＆ Low-value Care

高価値な医療：

　嗄声や嚥下障害の原因の中に頸椎椎体骨棘過形成による圧迫障害があることを知り，それを鑑別診断に入れながら臨床推論を推し進めることは，幅広い医学的知識に基づいた視野に立っているという点で High-value Care に繋がる．

低価値な医療：

　嗄声の原因として DISH が鑑別に挙がらず，長期間に渡り原因不明の嗄声や嚥下障害などを伴う神経難病と診断され，喉頭違和感は不定愁訴的扱いで，抗不安薬や抗うつ剤などが処方されポリファーマシーとなった高齢者患者症例は，情報不足から起こる認知エラーである．

Glossary

1）披裂軟骨

　喉頭軟骨の一つ．輪状軟骨の後上端にあり，声帯および声帯周囲の筋肉の付着部となる．披裂軟骨（ひれつなんこつ）は，声帯を広げたり閉じたりするのが役割である．

2）インスリン様成長因子 IGF-1

インスリン様成長因子1（IGF-1）は主に肝臓で成長ホルモン（GH）による刺激の結果分泌される．IGF-1 はソマトメジン C とも呼ばれる．人体の殆どの細胞，特に筋肉，骨，肝臓，腎臓，神経，皮膚及び肺の細胞は IGF-1 の影響を受ける．インスリン様効果に加え，IGF-1 は細胞成長（特に神経細胞）と発達そして同様に細胞 DNA 合成を調節する．

Short Lecture

強直性脊椎骨増殖症 (ankylosing skeletal hyperostosis) [1]
= びまん性特発性骨肥厚症 (diffuse idiopathic skeletal hyperostosis:DISH)
=Forestier 病

DISH の特徴

・前縦靱帯骨化による脊椎強直をきたす疾患．後縦靱帯，黄色靱帯や脊椎以外の靱帯の骨化を合併することがある．
・原因は不明．ビタミン A の代謝障害，カルシウム代謝関連異常，肥満，糖代謝異常，ホルモン代謝異常が靱帯骨化に影響あり．
・高齢男性に多い．
・症状は，脊椎可動域制限，嚥下障害，嗄声，喘鳴，呼吸困難，誤嚥性肺炎，睡眠時無呼吸症候群など多岐にわたる．
・嚥下障害の原因は，骨化に伴う食道の機械的圧迫，食道内壁の線維化，食道神経叢の損傷，反回神経麻痺による声帯麻痺など．
・連続する多椎体に前縦靱帯骨化を認める病態を指し，胸椎で認めることが多い．胸椎では左側は大動脈の拍動により骨化が抑制されるため右側に多い．
・強直性脊椎炎のように，椎間関節や仙腸関節は侵さず，病初期には変形性脊椎症のような椎間板の減高も認めない．
・病態は広範な新しい骨の形成，新生骨量増加，異所性骨形成で，とりわけ腱付着部領域に新しい骨成長の存在，により特徴付けられる．

・末梢の新しい骨形成は，特に踵，膝，肘の周囲に，腱付着部領域で顕著である.
・DISH と肥満，耐糖能異常および成人発症 2 型糖尿病[2] との関連が指摘されている.

DISH の診断基準
・少なくとも連続する 4 椎体以上の前面〜側面の骨化がある.
・椎間板変性疾患はほとんどなく，椎間腔が保たれている.
・椎間関節，仙腸関節の変性に乏しい.

Recommendations

・DISH とはびまん性特発性骨肥厚症 (diffuse idiopathic skeletal hyperostosis) と云われ別名，強直性脊椎骨増殖症 (ankylosing skeletal hyperostosis)，Forestier 病とも呼ばれている.

・頚椎の DISH では，頚椎体前方骨棘過形成による喉頭部や食道の圧迫により嗄声や嚥下障害などの症状がでる.

・今回の症例は頚椎体前方骨棘により披裂軟骨が圧迫され声門開閉に関わる回転運動がうまくできなくなり結果として嗄声の症状が出現した.

・レジスタンス運動負荷によりインスリン様成長因子 IGF-1 分泌亢進し骨棘形成が起こる．インスリン様成長因子 IGF-1 の産生が DISH の原因のひとつと考えられている.

・DISH と肥満，耐糖能異常および成人発症 2 型糖尿病[2] との関連が指摘されている.

References

1) Mader R et al : Diffuse idiopathic skeletal hyperostosis clinical features and pathogenic mechanisms . Nat Rev Rheumatol. 2013; 9,741-750.

2) Eckertova M et al : Impaired insulin secretion and uptake in patients with diffuse idiopathic skeletal hyperostosis. Endocr Regul. 2009;43, 149–155.

Highlight

Case 37　A Case Report of a Patient with the Hoarseness Caused by the Pressure of the Glottis Muscle Complicated with the Anterior Spur Hyperplasia of Cervical Vertebral Body—the Diffuse Idiopathic Skeletal Hyperostosis : DISH

The cause of the DISH is considered to be the hypersecretion of insulin-like growth factor 1. Resistance exercise loading is thought to cause the hypersecretion of insulin-like growth factor 1, and to form the bone spurs. Blue-collar workers commonly have bone spurs because they have heavyweight load equivalent to resistance exercise loading on the spine for a long time.　Therefore, generalists should pay attention to their patients whether or not they have organ compression symptoms caused by the anterior spur hyperplasia of cervical vertebral body. The relationship between the DISH and obesity, the abnormal glucose tolerance, adult onset Type2 diabetes are pointed out to be of concern in the formation of bone spurs by the insulin resistance and hyperinsulinemia. The pathophysiology of DISH includes new bone mass gain and ectopic bone formation. When generalists find ectopic ossification on the physical findings around the region of muscle-tendon attachment, especially the heel, the knee and the elbow, it is necessary to conduct a clinical deduction approach considering the differential diagnosis of DISH.

INDEX

INDEX

英文

ACTH 単独欠損症　233，238，242，246
ＡＭＡ－Ｍ２抗体　257
ankylosing skeletal hyperostosis　329
Barré Sign　88
──の盲点　89
Barthel-Index　293
Bio Psycho Social　34
Brunnstrom Stage　66
Charcot-Marie-Tooth 病　106
Closed-Kinetic exercise　221
CPPD（Calcium Pyrophosphate Deposition Disease）　34
Diffuse Idiopathic Skeletal Hyperostosis:DISH　324，329
FIM　293
Forestier 病　329
Froment Sign　52
High-Value Care In Japan vi
　History taking　xi
ICF（国際生活機能分類）　66
NaSSA　237
Noninvasive Positive Pressure Ventilation : NPPV　293
Physical examination　xi
RS3PE　34
Saturday Night Syndrome　144
Tinel Sign　53

あ

アイソメトリック運動（等尺性収縮運動）　153
アンカー型思考　162

い

維持期のリハビリ　294
インスリン様成長因子 IGF-1　329

う

ウィリアムの腰痛体操　187
運動の種類　193
運動療法のホームエクササイズ　148

え

炎症と全身痛　242
炎症と多発関節炎　233

お

オルトップ型短下肢装具　320

か

解剖学的変異　320
下垂手；橈骨神経麻痺　140
下垂足　163，297，318
風邪症候群高齢者　2
肩・肘・手関節炎　85
肩関節炎　268
肩関節回旋腱板断裂　152
肩こり　157
活動性肩関節炎　271
カヘキシア　211
過用症候群　82，125，132，190
カルテサマリー　29
間欠的空気圧迫　318
関節リウマチ　268，270
簡単ベッドサイド徒手筋力検査　18

INDEX

き
偽痛風　264
──（CPPD）の正体　35
──関節炎（CPPD）に対する
　内科治療法　82
強直性脊椎骨増殖症　329
筋力低下した高齢者過用症候群の
　特徴　229
筋萎縮性側索硬化症　136, 319
筋長と張力の関係　43
筋力2　109

け
頸肩腕症候群　136
痙性麻痺と運動療法　197
頸椎と頭蓋骨の関係と関係する
　疾患　162
頸椎症性神経根症　132, 136
頸部筋力評価　251
原発性サルコペニア　92
原発性胆汁性肝硬変　257
肩峰下滑液包炎　153

こ
抗 RANKL 抗体デノスマブ　178
抗 Sm 抗体　59
高サイトカイン血症　246
拘縮予防訓練　271
抗 ds-DNA 抗体　59
高度肥満　74
抗 U1-RNP 抗体　59
高齢者サルコペニア対策　205
──の抗重力筋体操と有酸素
　運動の意義　222
──運動療法とサルコペニア
　205

こ
──総合機能評価　96
──総合評価　320
──腹筋筋力低下　173
──閉じこもり：中臀筋筋力
　低下　117
コートロジンテスト　237
五十肩とコッドマン体操　154
───肩回旋腱板炎　148
骨関節疾患　100
コリンズの VINDICATE　321
コンパートメント症候群　319

さ
サー・ウィリアム・オスラー博士
　211
在宅での運動療法の基本　215
嗄声　324
サタディナイト症候群　140, 144
サルコペニア　9, 117
──に対する原因別治療とレジ
　スタンス運動の有効性　97
サルコペニック・オベシティ
　70, 74, 75, 125, 129, 212

し
シェーグレン症候群　257
軸索障害　144
肢体型筋ジストロフィー　170
自動不全と他動不全　173
手関節背屈筋 MMT 2 の評価
　145
術後リハビリ　78
手内筋　59
上肢筋力低下　132
常識の落とし穴　5

335

INDEX

し 情報不足　29
上腕骨外顆炎　40, 46
──外顆部　45
──内顆炎　49, 53
上腕二頭筋腱断裂　153
神経絞扼症候群　319
──根圧迫　319
──伝導速度検査　320
進行性核上性麻痺　162
身体所見欠如　15
身体診察　xi

せ 石灰沈着性肩回旋腱板炎　153
──頸長筋炎　257
潜在性甲状腺機能低下症　237
浅指屈筋腱付着部炎　56
尖足変形　202

そ 総合診療専門医6つのコンピ
テンシー　9
足関節偽痛風　226

た 大腿筋付着部炎　78
大腿四頭筋付着部炎　63, 70
他動関節可動域訓練　320
他動不全とは　170
──による筋力低下　202
──症例　163
──予防と関節拘縮　197
弾性ストッキング　318

ち 中枢神経障害　318

つ 杖の使用法　280, 285
作られた寝たきり老人　4
頭痛外来　ix

て ティアニーの11のカテゴリー
321

と 徒手筋力検査　163
トルク　211
トレンデレンベルグ歩行
280, 284

に Ⅱ型呼吸不全　178
2次性サルコペニア　122
日本の高価値医療　vi
人間ドック　6
認識と認知エラー　10
認知エラー　2, 8, 15

ね 寝たきり老人　4
──患者の膝関節炎　260

の 脳血管性パーキンソニズム　26
脳ドック　6

336

INDEX

は
パーキンソン病のヤール分類　22
──：改訂版　27
パターナリズム　9
馬尾症候群　106
ハムストリングス筋腱短縮　202

ひ
非侵襲的陽圧換気　293
びまん性特発性骨肥厚症　324, 329
病歴聴取　xi
披裂軟骨　328
頻脈性心房細動　245

ふ
腹筋筋力の評価法　179
不全麻痺と運動療法　190
ブルンストロームステージ（Brunnstrom stage）　67
ブルンストローム著の臨床運動学　264
フレイル　9
分岐鎖アミノ酸（BCAA）蛋白食　96

へ
閉鎖連鎖運動　221
ベッドサイドにおける簡易徒手筋力検査　18
ベッドサイド簡易徒手筋力検査　122
ヘバーデン結節　106
変形性関節症と神経根症　100

ほ
蜂窩織炎　229
ポストポリオ症候群　109, 114
ポリオ　114

ま
マイヤーソン徴候　26
末梢神経障害　318
──へのアプローチ　316

め
メタボリック症候群　128

や
薬剤投与のメリット・デメリット　viii

ゆ
有酸素運動　178

よ
腰椎椎間関節炎（症）　186
腰痛　183

り
リハビリ継続の意義と運動学の視点　289

れ
レジスタンス運動　193
レジリエンス　321
レッドフラッグサイン　161
レバーアーム　211

ろ
ロフストランド杖　284

「日本の高価値医療」シリーズ　①

職人としての家庭医―筋力検査と運動療法

2017 年　3 月 15 日　第 1 版第 1 刷 ©

著　　　者　本永　英治
発 行 人　尾島　茂
発 行 所　株式会社　カイ書林
　　　　　　〒 330-0802　埼玉県さいたま市大宮区宮町 2 丁目 144
　　　　　　電話　048-778-8714　FAX　048-778-8716
　　　　　　E メール　generalist@kai-shorin.co.jp
　　　　　　HP アドレス　http://kai-shorin.co.jp
　　　　　　ISBN　978-4-904865-30-9　C3047
　　　　　　定価は裏表紙に表示

印刷製本　三美印刷株式会社
　　　　　© Eiji Motonaga

JCOPY ＜（社）出版者著作権管理機構　委託出版物＞
　本書の無断複写は著作権法上での例外を除き禁じられています．複写される場合は，その
つど事前に，(社) 出版者著作権管理機構 (電話 03-3513-6969, FAX 03-3513-6979, e-mail: info@
jcopy.or.jp) の許諾を得てください．